Texte

Jardin Camifolia

Les plantes médicinales

Histoire et usages

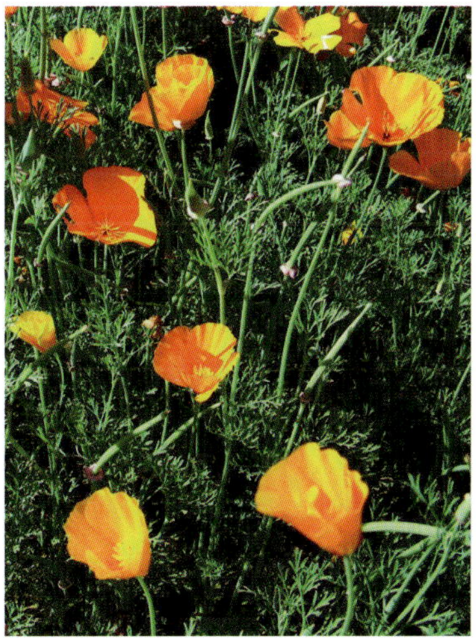

Editions OUEST-FRANCE

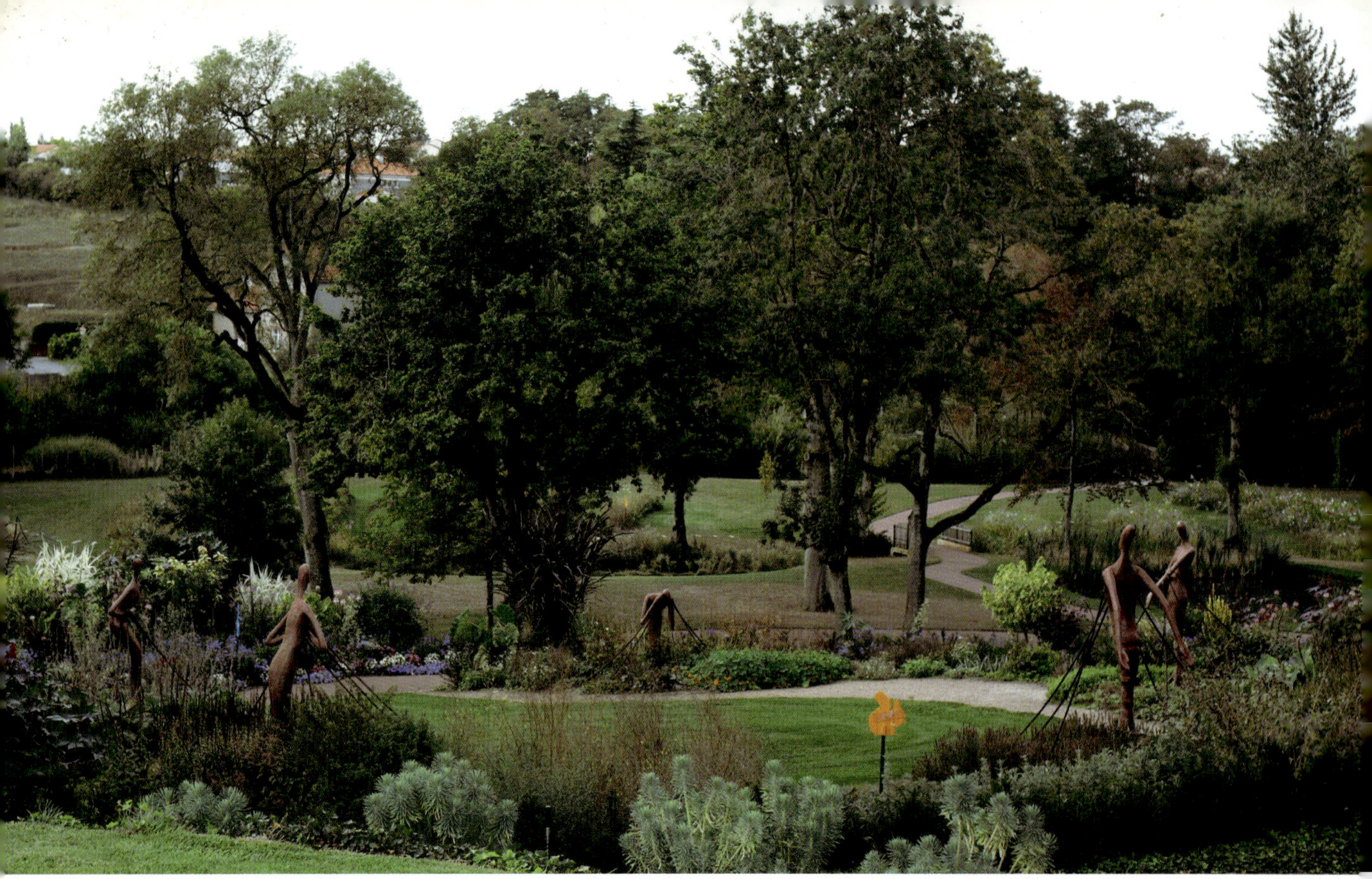

Les hommes médicinaux au jardin Camifolia.
© Franck Schmitt.

Introduction

Depuis la plus haute antiquité, l'homme a utilisé les plantes pour se nourrir, se soigner, se vêtir ou s'abriter. La nature est un formidable réservoir d'espèces végétales. Elle fournit nombre de plantes jouant un rôle déterminant dans la conservation de la santé des hommes.

L'Anjou, et plus spécifiquement la région de Chemillé, avec sa camomille romaine, plante emblématique de la région, est réputée depuis cent cinquante ans pour son savoir-faire dans la culture des plantes médicinales traditionnelles. A côté de ces plantes, dites traditionnelles (souci, menthe, mélisse, pavot de Californie, partenelle, valériane officinale...),

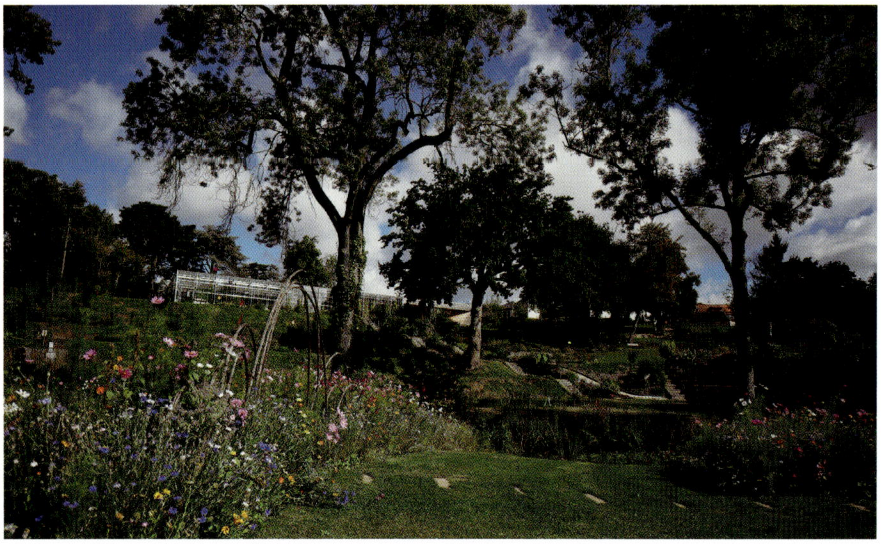

Le jardin Camifolia.
© Franck Schmitt.

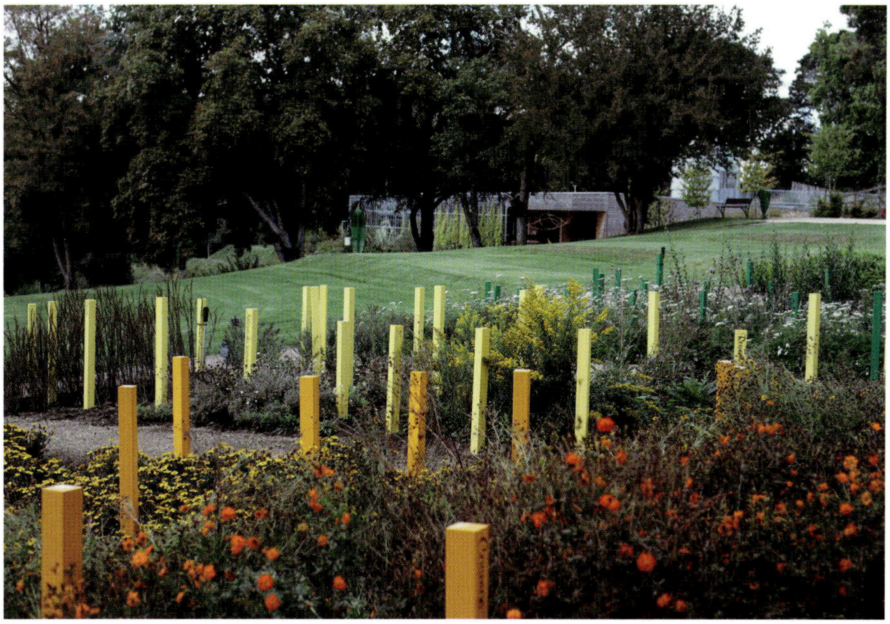

Le jardin des fibres et des couleurs au jardin Camifolia. © Franck Schmitt.

couvrant généralement quelques hectares ou ares, des plantes médicinales industrielles se sont également développées sur de plus grandes surfaces (cardon, psyllium de Provence, chardon Marie, camomille romaine...). Le Maine-et-Loire compte environ 700 ha de cultures, majoritairement répartis aux environ de Chemillé et de Coutures. Ainsi, plus de 70 espèces sont cultivées dans cette région auxquelles il faut ajouter une trentaine d'espèces ramassées à l'état sauvage. Les Pays de la Loire sont la seule région française offrant une telle diversité dénotant un savoir-faire régional. Pour la plupart, ces plantes ont des conduites spécifiques nécessitant une réelle technicité.

A Chemillé, berceau historique de la culture des plantes médicinales, un écrin leur est dédié : Camifolia, jardin des plantes médicinales, aromatiques et tinctoriales. L'équipe de Camifolia a choisi de vous livrer, en toute simplicité, les petits secrets de 28 plantes. Présentes dans de nombreux lieux, cultivés dans la région, elles sont utilisées dans l'industrie pharmaceutique allopathique, la phytothérapie humaine et vétérinaire, l'homéopathie, l'aromathérapie, et l'industrie des cosmétiques.

L'équipe du jardin Camifolia

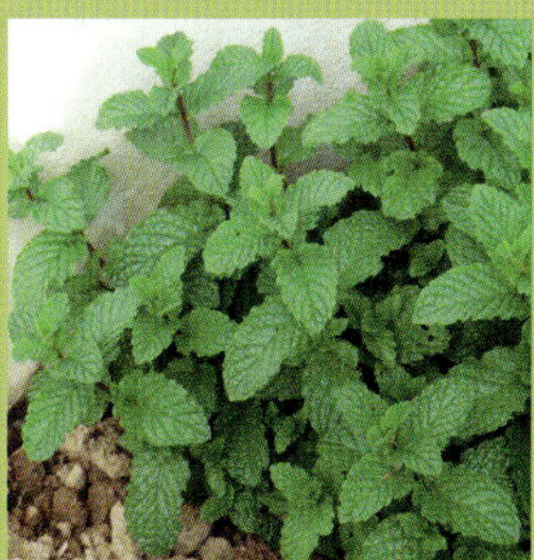

Menthe verte. © Jardin Camifolia.

Le saviez-vous ?

- Pour réaliser une bonne infusion, la partie de plante utilisée doit être mise au contact avec de l'eau bouillante, puis le mélange est à laisser refroidir pendant 10 minutes. Dans le cas d'une décoction, l'ébullition sera maintenue pendant 5 minutes avant de laisser refroidir.

- Pour préserver au mieux la qualité des plantes récoltées (teneur en huile essentielle et en principes actifs), le séchage doit être réalisé à l'abri de la lumière et à une température n'excédant pas 40 °C. Pour cela, disposer les plantes en couches minces dans un endroit chaud et ventilé naturellement ou artificiellement. Ne pas hésiter à remuer les plantes périodiquement.

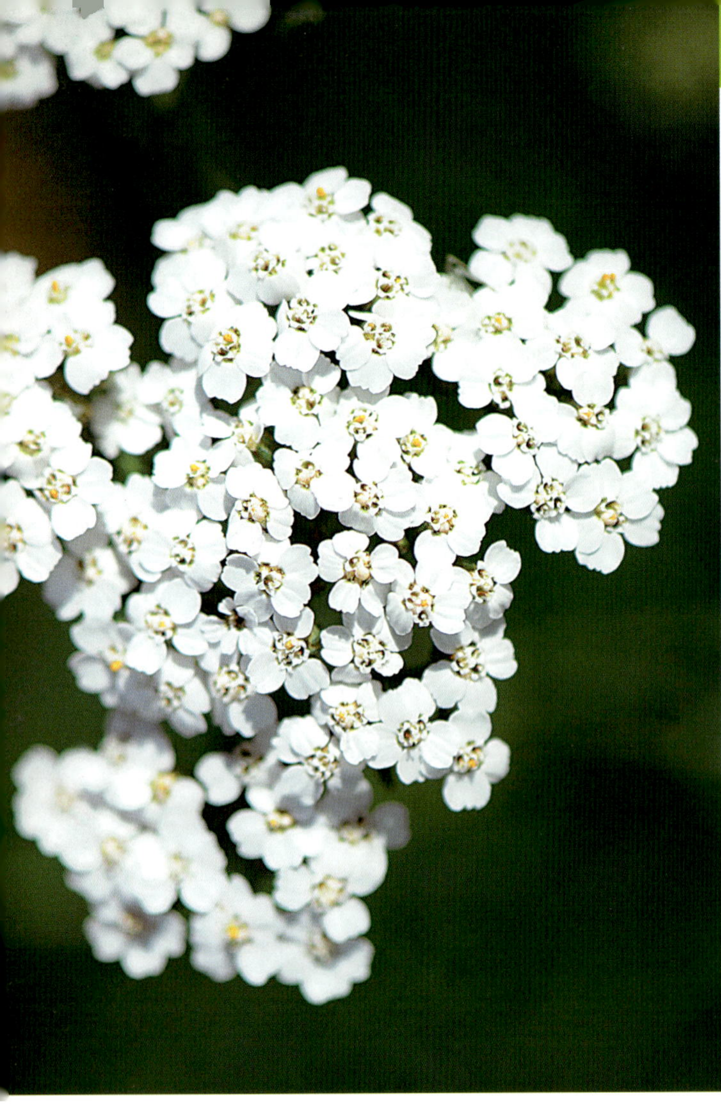

© Franck Schmitt.

Achillée millefeuille

Noms :
Achillée millefeuille, herbe aux charpentiers
Achillea millefolium L.

Famille :
Asteraceae

Description, écologie :
Plante vivace
Plante stolonifère, aux tiges variant de 18 à 80 cm, aux feuilles finement bipennatilobées, vert foncé, très allongées découpées en fines lanières courtes. Les fleurs sont souvent blanches, roses ou pourpres. Les fleurons du centre (fleurs en tube) sont jaunâtres. Les capitules aux sommets des tiges forment des corymbes.

Le saviez-vous ?

Cette plante doit son nom à Achille, héros de la mythologie grecque, qui s'en servit pour guérir ses blessures.

Origine :
Europe - Asie

Période de floraison :
Juin - septembre

Période de récolte :
Juin - septembre

Partie récoltée :
Sommité fleurie

Méthode culturale :
Sol sec à frais
Soleil ou mi-ombre
Semis ou division au printemps

Partie utilisée en phytothérapie :
Sommité fleurie sèche

Propriétés et utilisations familiales :
Traditionnellement utilisée par voie locale en cas de crevasses, écorchures et gerçures. Peut aussi être employée lors de saignements de nez.

Mode d'emploi :
Infusion : 10 g de sommités fleuries sèches divisées dans 25 cl d'eau.
En usage externe : Une compresse imbibée d'infusion sera appliquée sur la peau.

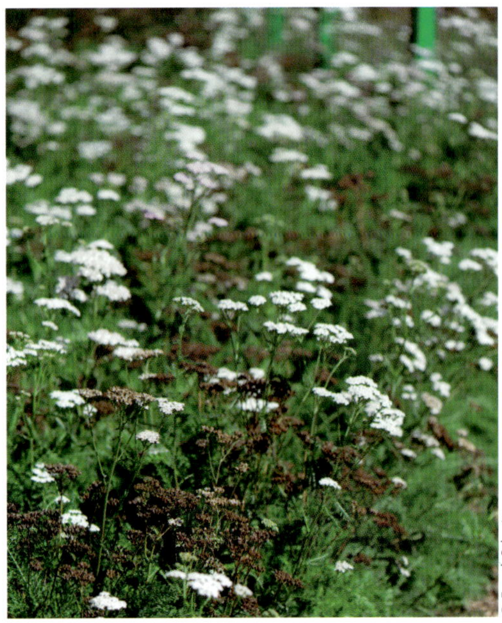

© Franck Schmitt.

Artichaut

Noms :
Artichaut
Cynara scolymus L.

Famille :
Asteraceae

Description, écologie :
Plante vivace
Plante à rejets qui se développe d'abord en rosette, puis émet une tige principale épaisse et rameuse pouvant atteindre 1,50 m de haut. Les feuilles très grandes, longues, profondément divisées en lobes aigus, de couleur gris argenté, sont longuement pétiolées. Les fleurs, bleu violacé, sont réunies en capitules à partir de la deuxième année. Ces capitules sont entourés d'un involucre de bractées.

Origine :
Inconnue

Période de floraison :
Juillet - septembre

Période de récolte :
Septembre - octobre

Partie récoltée :
Feuilles

Méthode culturale :
Sol frais, profond, bien travaillé, fumé et riche en matière organique
Exposition ensoleillée
Semis ou division de touffe au printemps

Partie utilisée en phytothérapie :
Feuille sèche

Propriétés et utilisations familiales :
Les préparations aqueuses de feuilles d'artichaut sont traditionnellement utilisées comme cholérétiques, cholagogues. Elles facilitent l'élimination rénale d'eau. Par ailleurs, la feuille peut contribuer à réduire les hyper-cholestérolémies faibles à modérées.

Mode d'emploi :
Décoction : 6 g par jour de feuilles sèches divisées dans 50 cl d'eau.
Par voie orale : Boire 3 tasses par jour de préférence avant les repas.

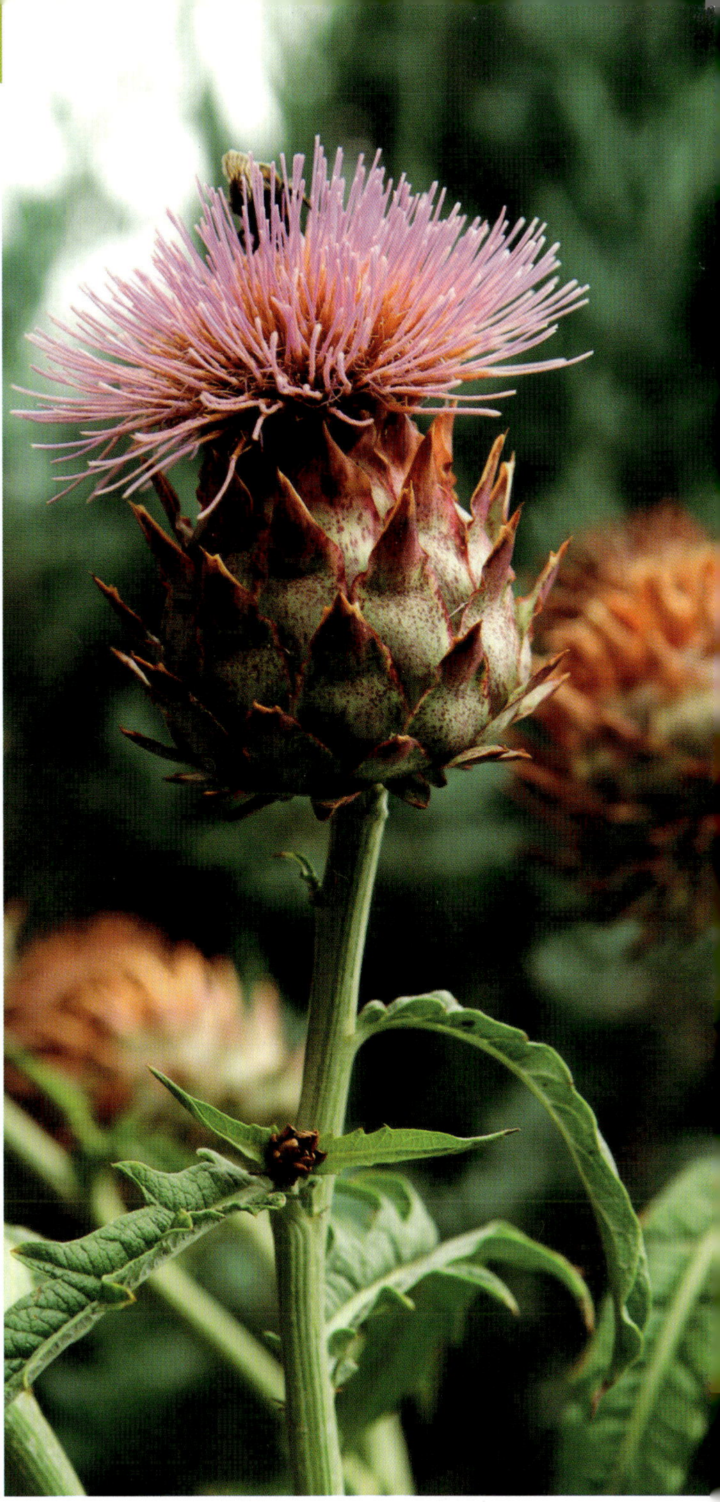

Le saviez-vous ?

« Les artichauts, c'est un vrai plat de pauvre. C'est le seul plat que quand t'as fini de manger, t'en as plus dans ton assiette que quand t'as commencé ! »
Michel Colucci, dit Coluche.

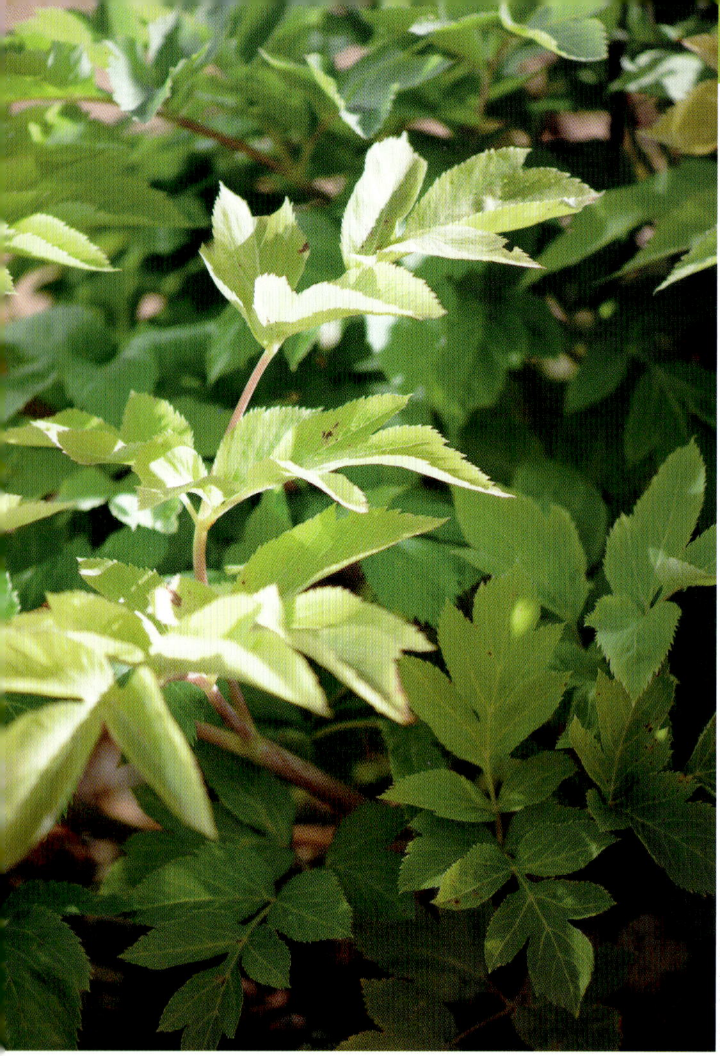

© Franck Schmitt.

Angélique officinale

Noms :
Angélique officinale
Angelica archangelica L.

Famille :
Apiaceae

Description, écologie :
Plante trisannuelle
Plante herbacée très aromatique, mesurant 80 cm et plus. Feuilles poilues sur la face inférieure, à long pétiole, finement divisées, avec segment terminal trilobé. Inflorescence en grandes ombelles composées (ombelles d'ombellules) de fleurs verdâtres.

Origine :
Scandinavie

Le saviez-vous ?

Si vous désirez cueillir de l'angélique, sachez qu'il s'agit d'une plante photosensibilisante. Il ne faut pas la toucher avec les mains nues, car elle contient un suc irritant pour la peau et les muqueuses.

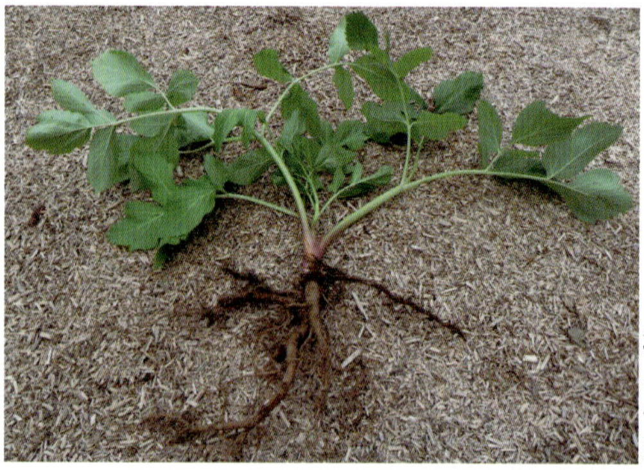

© Jardin Camifolia.

Période de floraison :
Mars - mai

Période de récolte :
Récolte la deuxième année pour les pétioles et les tiges avant floraison, la troisième année pour les graines.
Récolte des racines après la floraison.

Partie récoltée :
Pétioles et graines

Méthode culturale :
Sol léger frais
Soleil
Semis sitôt la récolte des graines, juillet septembre.
Possibilité de semis en mars-avril

Partie utilisée en phytothérapie :
Parties souterraines (rhizome et racine) sèches

Propriétés et utilisations familiales :
Traditionnellement utilisée en cas de troubles digestifs (flatulences, éructations, spasmes modérés).

Mode d'emploi :
Infusion : 5 g par jour de parties souterraines sèches divisées dans 50 cl d'eau.
Par voie orale : Boire 3 tasses par jour avant ou après les repas.

Astuce

Si vous êtes sujet au mal des transports, écrasez quelques feuilles d'angélique ou de menthe pour rafraîchir l'atmosphère du véhicule.

Grande bardane

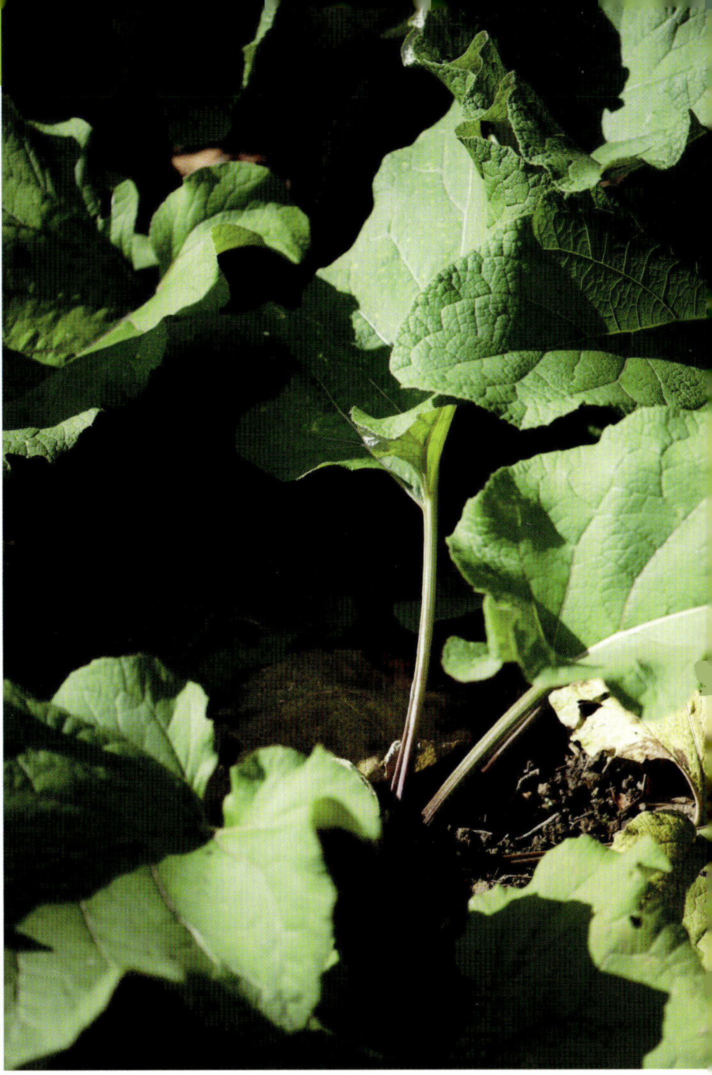

© Franck Schmitt.

Noms :
Grande bardane
Arctium lappa L.

Famille :
Asteraceae

Description, écologie :
Plante bisannuelle à vivace
Plante qui peut atteindre 2 m de haut, à grandes feuilles alternes, cordiformes, pubescentes à la face inférieure, à long pétiole. Les fleurs violettes sont groupées en capitules globuleux, réunis en grappes. Elles apparaissent en plein été. Les capitules sont entourés d'un involucre formé de bractées très nombreuses à pointe recourbée formant des crochets, qui aident à leurs disséminations par les animaux. Les fruits sont des akènes, longs, comprimés, à courte aigrette. Plante nitrophile.

Origine :
Europe - Asie

Période de floraison :
Juillet - août

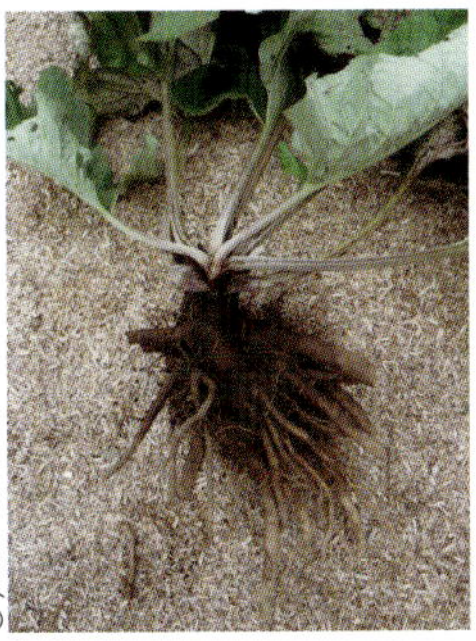

© Jardin Camifolia.

Période de récolte :
Hiver

Partie récoltée :
Racine fraîche de préférence

Méthode culturale :
Sol frais
Soleil ou mi-ombre
Semis de printemps en place

Partie utilisée en phytothérapie :
Racine et feuilles fraîches ou sèches

Propriétés et utilisations familiales :
Traditionnellement utilisée pour le traitement de troubles cutanés tels que dermatoses, furoncles et acné. Cependant, il faut reconnaître que dans ce domaine, les effets de cette plante ne sont pas très convaincants.

Mode d'emploi :
Décoction : 6 g de racines ou feuilles divisées dans 50 cl d'eau.
Par voie orale : Boire 3 tasses par jour.

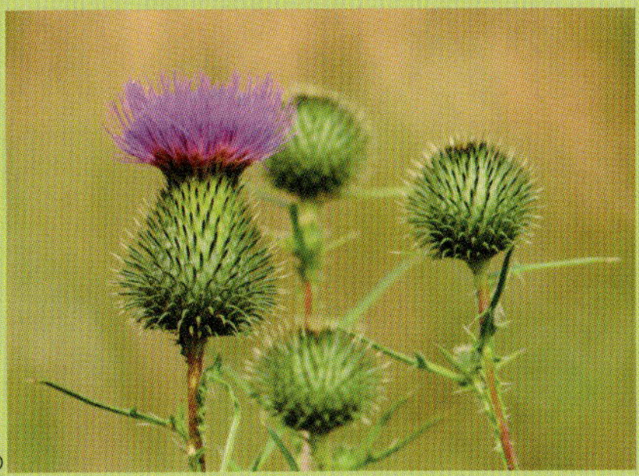

© Fotolia.

Le saviez-vous ?

Couverts de petits crochets, ses capitules s'accrochent facilement aux cheveux de celui qui s'y frotte, d'où le surnom donné autrefois à la plante d'herbe aux teigneux. Ces capitules qui se collent également aux vêtements, ont d'ailleurs inspiré l'inventeur du Velcro, un système breveté et largement utilisé depuis les années 50.

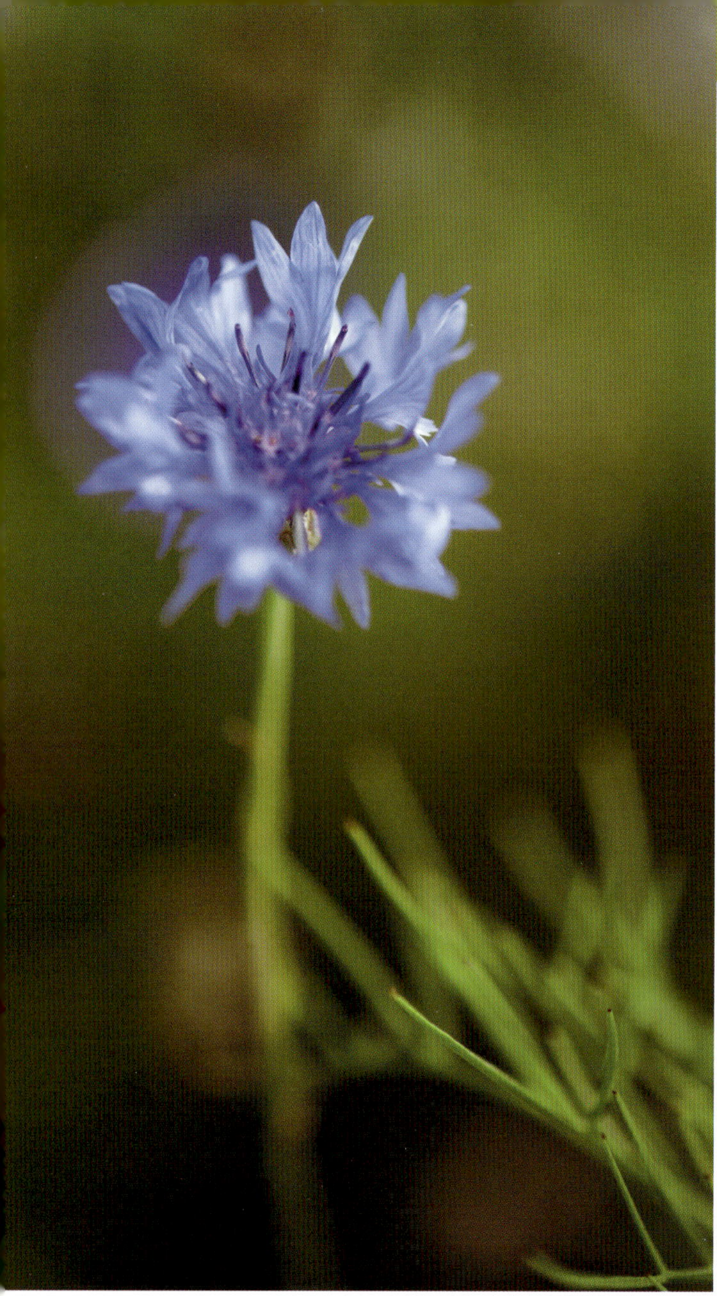

© Franck Schmitt.

Bleuet

Noms :
Bleuet des moissons
Centaurea cyanus L.

Famille :
Asteraceae

Description, écologie :
Plante annuelle ou bisannuelle
Plante aux tiges vert grisâtre, veloutées, aux feuilles lancéolées, celles de la base pennatilobé, aux fleurs bleues, parfois pourpres ou blanches, aux fleurons périphériques étalés. Bractées de l'involucre à bord cilié (cils courts et réguliers, généralement bruns).

Le saviez-vous ?

En France, le bleuet est le symbole de la mémoire et de la solidarité envers les anciens combattants et les victimes de la guerre 1914-1918. Ceci en hommage aux jeunes soldats qui étaient surnommés les « bleuets » du fait de leur uniforme bleu horizon.

Origine :
Europe - Caucase. Région tempérée

Période de floraison :
Juin - juillet

Période de récolte :
Juin - juillet

Partie récoltée :
Fleurs

Méthode culturale :
Tous types de sol
Plein soleil
Semis : mars ou septembre

Partie utilisée en phytothérapie :
Fleur (capitule) sèche

Propriétés et utilisations familiales :
La fleur de bleuet renferme entre autre un polysaccharide anti-inflammatoire. Ceci peut contribuer à justifier son usage par voie locale en cas d'irritation ou gêne oculaire dues à diverses raisons (poussières, fumées, eaux de piscine ou de mer).

Mode d'emploi :
Décoction : 5 g de fleurs sèches dans 25 cl d'eau.
En usage externe : Appliquer une compresse imbibée du décoctée encore tiède sur le pourtour de l'œil.

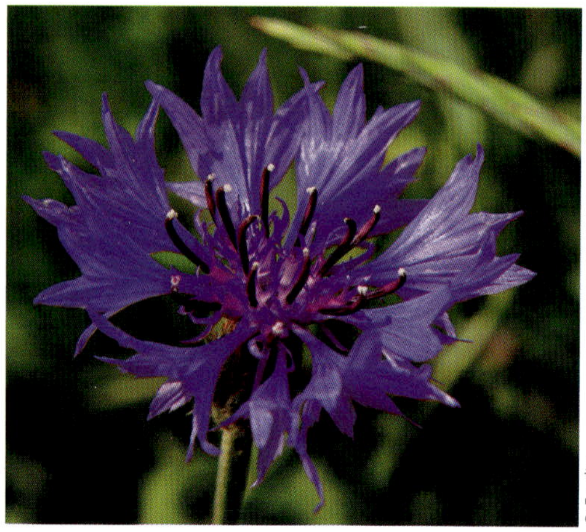

© Fotolia.

Bourrache

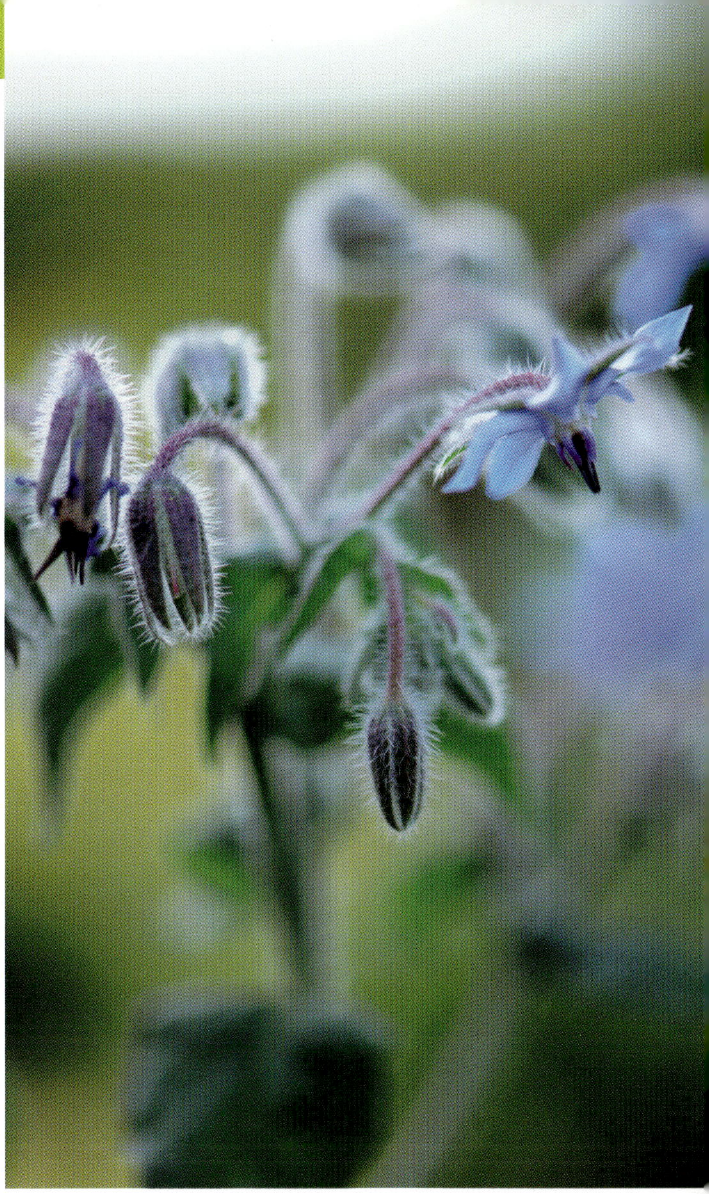

© Franck Schmitt.

Noms :
Bourrache officinale
Borrago officinalis L.

Famille :
Boraginaceae

Description, écologie :
Plante annuelle ou bisannuelle
Tige cylindrique, épaisse, dressée, hérissée de poils raides, de 20 à 80 cm de haut. Feuilles alternes, à surface ridée, avec un long pétiole à la base de la plante qui n'existe pas pour les feuilles supérieures. Toute la plante est recouverte de poils courts et fermes qui la rendent rude au toucher.

Origine :
Europe - Devenue américaine

Période de floraison :
Mai - septembre

Période de récolte :
Mai - septembre

Partie récoltée :
Feuilles et fleurs

Méthode culturale :
Sol drainant
Soleil
Semis en place

Partie utilisée en phytothérapie :
Fleur sèche

Propriétés et utilisations familiales :
La fleur de bourrache est émolliente en raison de sa richesse en mucilage. Elle était autrefois traditionnellement considérée comme sudorifique. De nos jours, elle est davantage utilisée pour favoriser l'élimination rénale de l'eau.

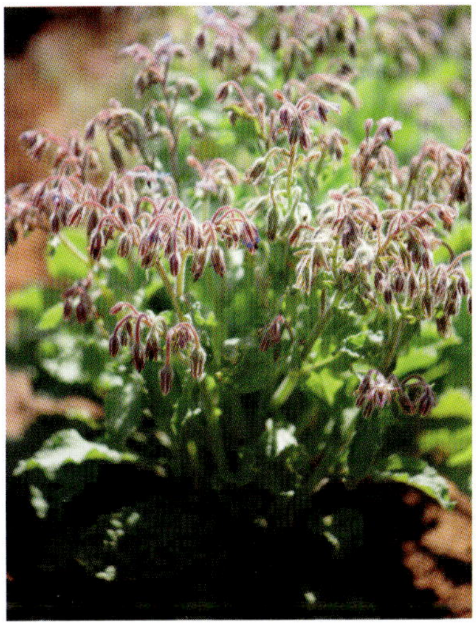

© Franck Schmitt.

Mode d'emploi :
Infusion : 3 g par jour de fleurs sèches dans 25 cl d'eau.
Par voie orale : Boire 1 à 2 tasses par jour. Il est recommandé de ne pas dépasser cette dose et de limiter la consommation à 1 à 2 semaines.

Le saviez-vous ?

Consommées crues en salades ou bien cuites en omelettes, les fleurs et les feuilles de bourrache donnent un goût d'huître aux préparations. Disposées fraîches, les fleurs décorent avantageusement les plats.

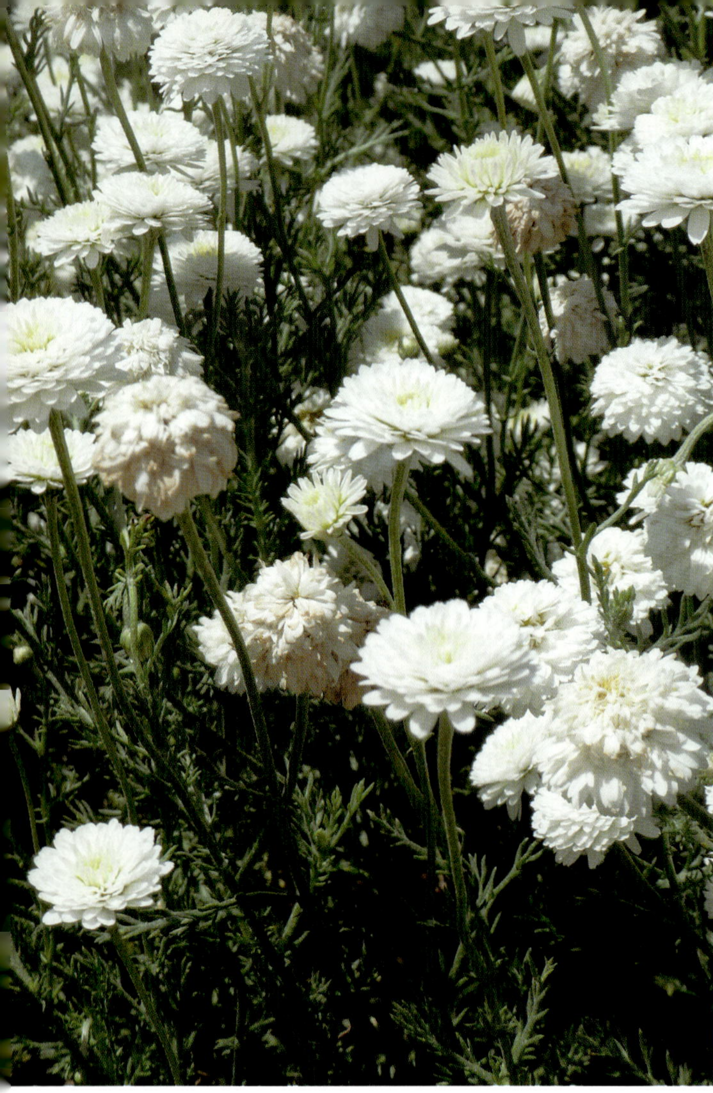

© Jardin Camifolia.

Camomille romaine

Noms :
Camomille romaine à fleur double
Chamaemelum nobile (L.) All. var. *flore pleno*

Famille :
Asteraceae

Description, écologie :
Plante vivace stérile
Plante de 10 à 30 cm, aromatique, couchée ascendante ou dressée. Feuilles finement découpées. Fleur (capitule) toute blanche en pompon.

Origine :
Sud Europe - Afrique du Nord

Recette du vin de camomille

Dans un bocal, verser 1 litre de vin rouge à 11°, ajouter 20 têtes de camomille, 35 morceaux de sucre, 1 verre d'eau-de-vie, 1 écorce d'orange non traitée et 1 cuillerée à café de chicorée (pour une couleur cuivrée). Laisser macérer 24 heures. Filtrer et mettre en bouteille.

Période de floraison :
Juillet - septembre

Période de récolte :
Juillet - août

Partie récoltée :
Fleurs ou plante entière

Méthode culturale :
Sol assez frais
En plein soleil
Multiplication uniquement par division de touffe tôt le printemps

Partie utilisée en phytothérapie :
Fleur (capitule) sèche

Propriétés et utilisations familiales :
La fleur de camomille romaine possède un effet légèrement anti-inflammatoire. Elle est traditionnellement utilisée en cas de troubles digestifs (flatulences, éructations, ballonnements, spasmes modérés). Par voie locale, elle peut être indiquée en cas de crevasses, écorchures, gerçures et irritations.

Modes d'emploi :
Infusion : 6 g de fleurs sèches par jour dans 50 cl d'eau.
Par voie orale : Boire 3 tasses par jour avant ou après les repas.
En usage externe : Une compresse imbibée d'infusion sera appliquée sur la peau.

Le saviez-vous ?

Autrefois, la camomille était réputée pour attirer l'argent. Les joueurs de cartes se lavaient les mains avec une infusion de camomille en vue d'augmenter leurs chances de gagner la partie.

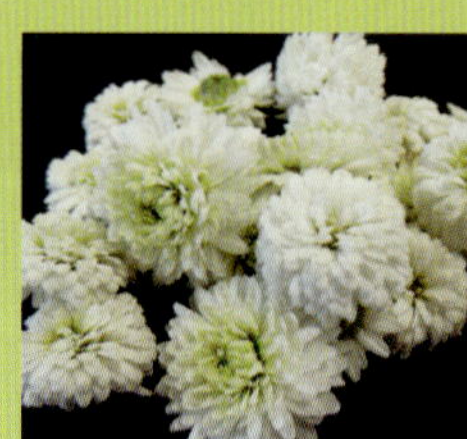

© Jardin Camifolia.

Capucine

Noms :
Capucine
Tropaeolum majus L.

Famille :
Tropaeolaceae

Description, écologie :
Plante annuelle grimpante
Plante aux grandes feuilles alternes, longuement pétiolées, à limbe pelté, entier. Grandes fleurs jaune orangé à pourpres, solitaires à l'aisselle des feuilles et très longuement pédonculées. Fruit globuleux, triakène.

Origine :
Pérou

Période de floraison :
Juin - octobre

Période de récolte :
Juin - octobre

Partie récoltée :
Plante entière

Méthode culturale :
Sol assez frais
Soleil ou mi-ombre
Semis en avril sous abri, mise en place en mai, ou semis direct en mai

Partie utilisée en phytothérapie :
Feuille et fleur sèches

Propriétés et utilisations familiales :
La capucine est surtout connue pour son usage par voie externe en cas de démangeaison ou de desquamation du cuir chevelu. La présence dans la plante d'un dérivé soufré précurseur d'un agent antiseptique contribue à justifier cet emploi.
Par ailleurs, la plante est utilisée par voie orale en cas d'affections bronchiques bénignes.

Mode d'emploi :
Infusion : 5 g par jour de feuilles ou fleurs sèches dans 50 cl d'eau.
Par voie orale : Boire plusieurs tasses par jour en cas de besoin.

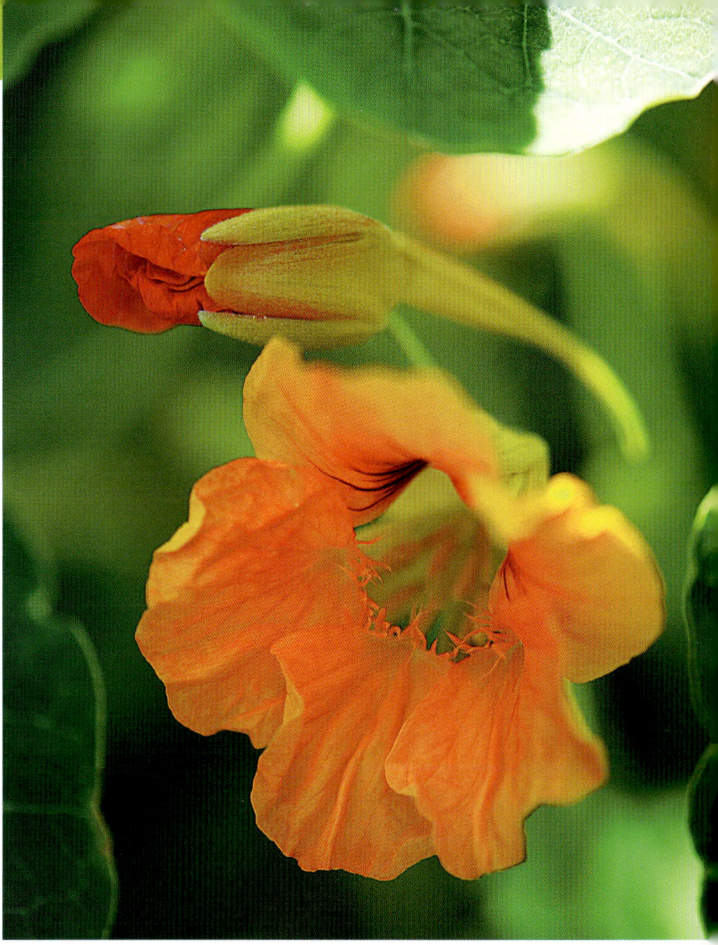

© Franck Schmitt.

N.B. : Les jeunes fleurs et feuilles fraîches peuvent être consommées et décorer des salades.
Par contre, éviter les graines de capucines qui contiennent des taux non négligeables d'acide érucique.

Le saviez-vous ?

Plante horticole utile au jardin, la capucine permet au jardinier de prévenir les invasions de pucerons qu'elles attirent avant la plupart des autres plantes. Une fois les plantes couvertes de pucerons, il suffit au jardinier de les couper et les brûler afin de s'en débarrasser.
Ajoutées crues aux salades, fleurs et feuilles de capucine ont une saveur piquante et aromatique. Les boutons floraux permettent, quant à eux, la préparation de câpres.

Recette de câpres aux capucines

Cueillir des boutons de capucines, les rincer et les placer dans un bol. Couvrir de gros sel avant de les laisser reposer toute une nuit. Le lendemain, les essuyer et les mettre en pot. Ajouter quelques grains de poivre, un peu de thym et d'estragon. Faire bouillir du vinaigre blanc à verser encore bouillant sur les câpres. Refermer immédiatement le pot. Patienter au minimum un mois, puis déguster !

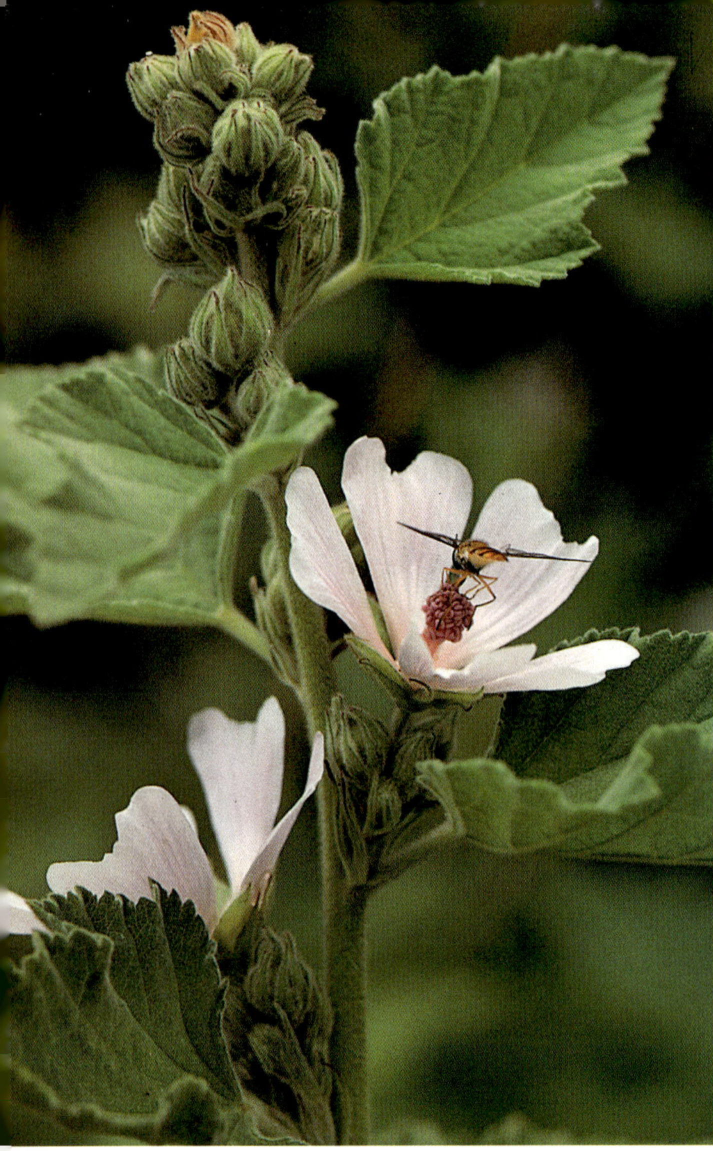

© Jean-Claude Hayon.

Le saviez-vous ?

C'est à partir d'un extrait de racine de guimauve officinale que l'on confectionnait autrefois la confiserie du même nom. Attendant d'avoir suffisamment de dents, les jeunes enfants se contentent d'en mâchouiller la racine épluchée. En effet, connue de nos grand-mères, celle-ci aide la dentition à sortir et calme la douleur.

Guimauve

Noms :
Guimauve
Althaea officinalis L.

Famille :
Malvaceae

Description, écologie :
Plante vivace
Plante laineuse, à tiges dressées, pouvant atteindre 2 m de haut, plutôt grise, aux feuilles lobées dentées. Sa souche émet des bourgeons souterrains. Les fleurs, à pédoncule court, de couleur blanc rosé, pâles, dont les étamines ont des anthères rouges, apparaissent en plein été groupées à l'aisselle des feuilles. Elles sont munies d'un calicule, non soudé au calice, formé de 7 à 9 bractées étroites. Le fruit est formé de carpelles jaunâtres disposées en cercle.

Origine :
Sud Europe - Ouest Asie - Afrique du Nord

Période de floraison :
Juin - septembre

Période de récolte :
De juin à l'automne selon les parties récoltées

Partie récoltée :
Fleur, feuille et racine

Méthode culturale :
Sol profond et frais
Plein soleil
Multiplication par éclat de souche ou semis

Partie utilisée en phytothérapie :
Racine, fleur et feuille sèches

Propriétés et utilisations familiales :
Action émolliente et légèrement anti-inflammatoire de la plante. Au même titre que la mauve, la guimauve peut être notamment recommandée pour protéger la muqueuse gastrique en cas de sensations de brûlures. Elle contribue à favoriser le transit intestinal.

Mode d'emploi :
Décoction : 8 g de racines divisées ou 6 g de fleurs ou feuilles sèches dans 50 cl d'eau.
Par voie orale : Boire 3 tasses par jour avant ou après le repas. Pour améliorer le goût et les effets de la guimauve, on peut y ajouter dans la décoction de la racine de réglisse (2 g) et un peu de graine de lin (2 g).

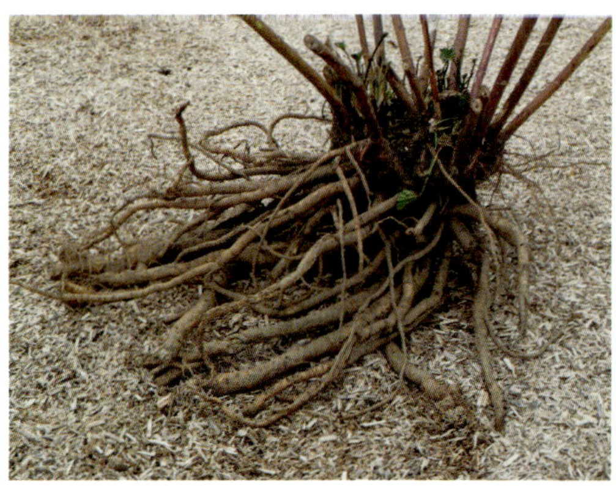

© Jardin Camifolia.

Hysope officinale

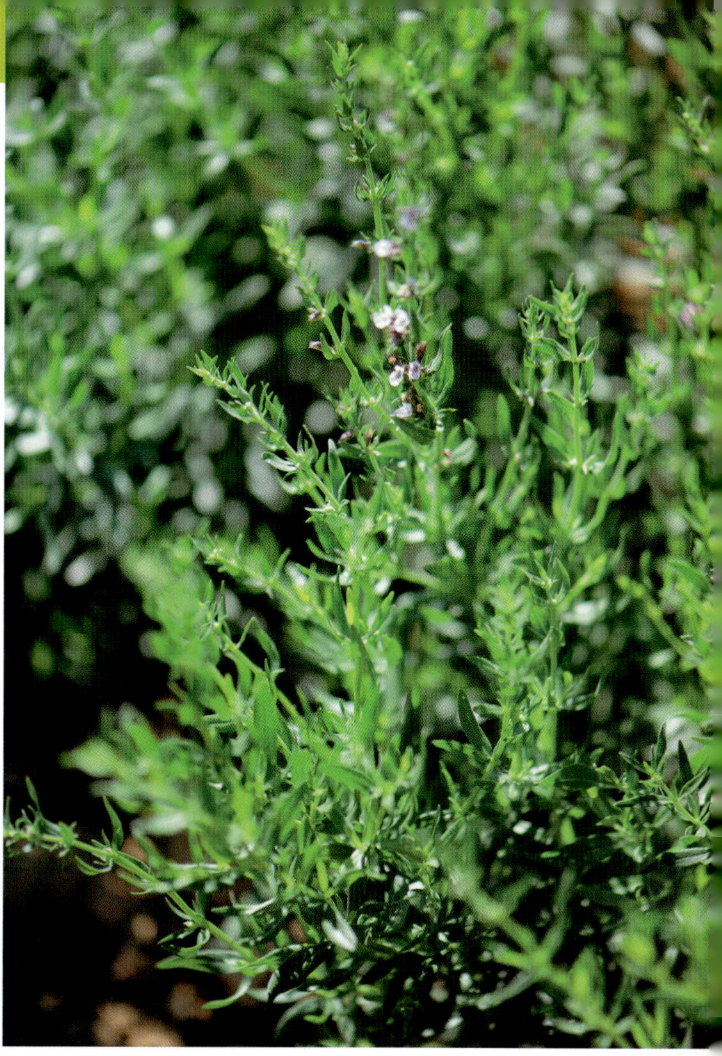

© Franck Schmitt.

Noms :
Hysope officinale
Hyssopus officinalis L.

Famille :
Lamiaceae

Description, écologie :
Sous-arbrisseau
De 20 à 60 cm de haut, glabre à feuillage aromatique. Feuilles opposées vert, blanchâtre en dessous, oblongues, lancéolées ou linéaires, ponctuées, glanduleuses. Fleurs bleues en longs épis terminaux.

Origine :
Sud Europe - Ouest Asie - Maroc

Période de floraison :
Juillet - septembre

Période de récolte :
Juillet - août

Partie récoltée :
Sommité fleurie

Méthode culturale :
Sol léger ou assez sec
Plein soleil
Multiplication de préférence par semis de printemps voire de division de touffe ou bouturage

Partie utilisée en phytothérapie :
Feuille ou sommité fleurie sèche

Propriétés et utilisations familiales :
En raison de son action mucolytique, elle fluidifie les sécrétions bronchiques ; l'hysope est traditionnellement utilisée par voie orale en cas d'affections bronchiques bénignes.

Mode d'emploi :
Infusion : 5 g par jour de feuilles ou sommités fleuries sèches dans 50 cl d'eau.
Par voie orale : Boire 3 tasses par jour.

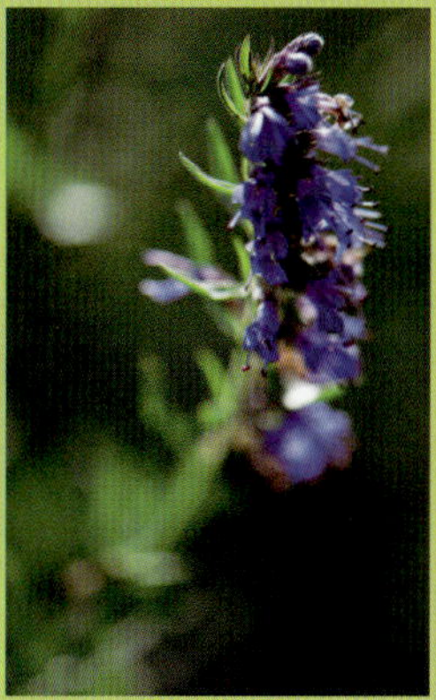

© Franck Schmitt.

Le saviez-vous ?

L'hysope est une plante condimentaire connue du Moyen Age. Hachées finement, ses feuilles aromatisent les farces et agrémentent les salades de crudités. Infusées dans une sauce, elles accompagnent délicieusement certains plats de viande, tels que le veau ou encore l'agneau.
L'hysope entre dans la composition de certains alcools, tels que le pastis, l'eau de mélisse ou encore l'élixir de la Grande-Chartreuse, dont elle reste l'un des éléments essentiels.
Herbe sacrée, l'hysope apparaît dans la Bible puisqu'elle entre dans la composition de l'eau de purification, telle que l'Eternel la dicte à Moïse (psaume 51, 9). Au Moyen Age, elle débarrasse des entités négatives et se trouve régulièrement ajoutée aux bains, consommée en infusion, suspendue dans les maisons ou répandue sur les personnes.

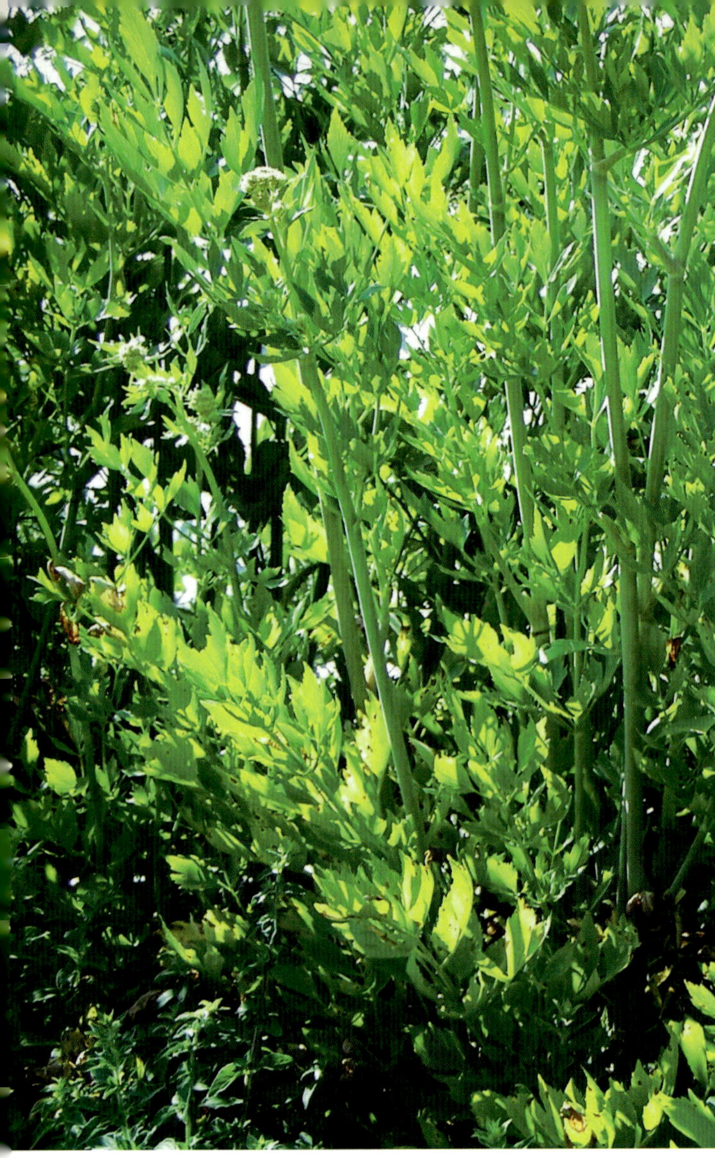

© Jardin Camifolia.

Livèche officinale

Noms :
Livèche
Levisticum officinalis W.D.J. Koch.

Famille :
Apiaceae

Description, écologie :
Plante vivace
Plante qui forme une rosette de feuilles d'où émerge une hampe florale pouvant atteindre 2 m de haut.
La racine pivotante est longue et charnue.

Origine :
Iran - Europe

Le saviez-vous ?

La livèche officinale est une plante condimentaire au goût très prononcé. Fraîches ou séchées, les feuilles peuvent parfumer de nombreux plats (soupes, sauces, etc.). Les graines permettent, quant à elles, de parfumer des pâtisseries.

Période de floraison :
Juillet - août

Période de récolte et partie récoltée :
Feuille : juin - juillet
Racine : hiver

Méthode culturale :
Sol frais et profond
Plein soleil
Multiplication par semis automne ou printemps, ou division

Partie utilisée en phytothérapie :
Racine sèche

Propriétés et utilisations familiales :
Des travaux anciens ont montré qu'un extrait aqueux de racine favorise légèrement l'élimination rénale de l'eau. Rarement utilisée en France à des fins thérapeutiques, la racine de livèche est indiquée en Allemagne en cas d'inflammation des voies urinaires.

Mode d'emploi :
Infusion : 6 g de racines sèches divisées par jour dans 50 cl d'eau.
Par voie orale : Boire 3 tasses par jour.
En cas d'usage prolongé, éviter l'exposition au soleil et aux UV.

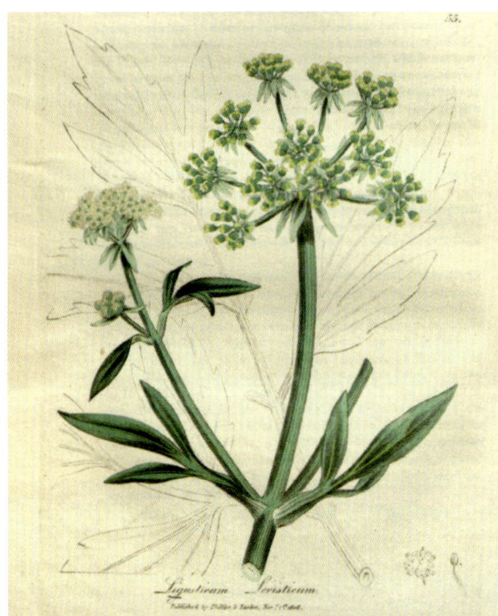

Matricaire

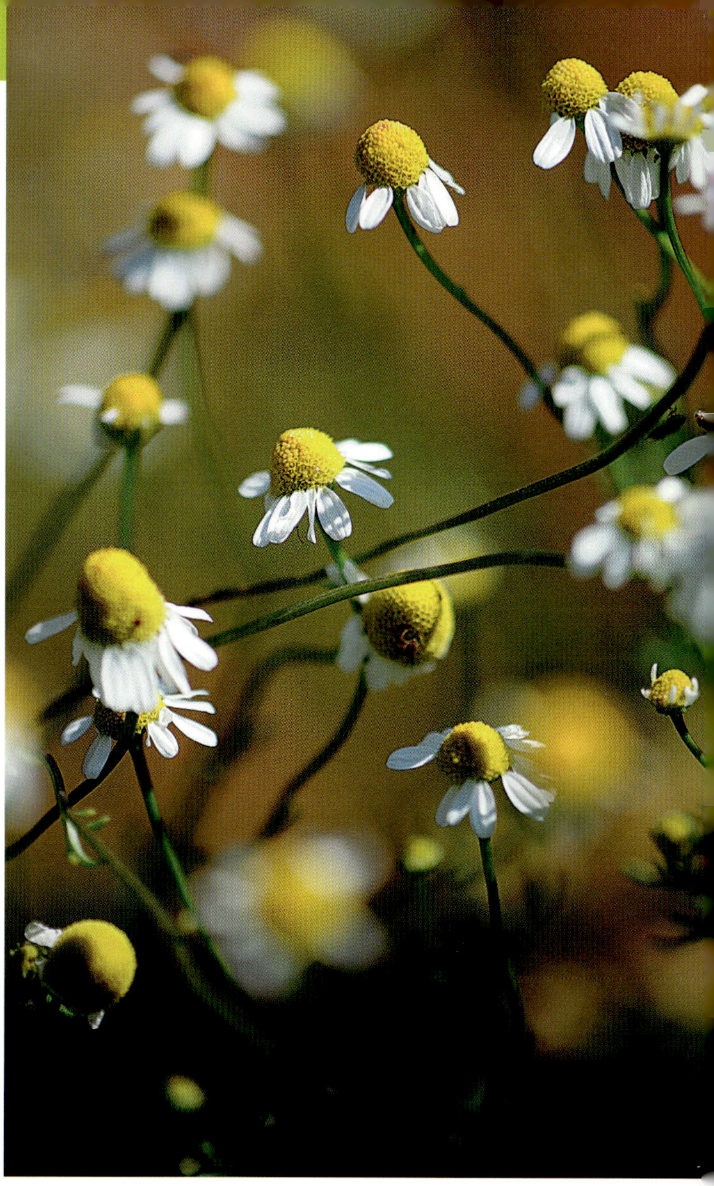
© Franck Schmitt.

Noms :
Matricaire
Matricaria recutita L.

Famille :
Asteraceae

Description, écologie :
Plante annuelle
Plante de 50 cm à 1 m de hauteur, à tige dressée, rameuse. Les feuilles, alternes, sessiles, épaisses, charnues, sont très divisées, en lanières. Les fleurs, jaunes au centre, blanches à la circonférence, très odorantes, sont groupées en capitules solitaires au sommet des rameaux. Le fruit est très petit, blanc jaunâtre, légèrement arqué.

Origine :
Europe - Ouest méditerranéen

Période de floraison :
Mai - octobre

Période de récolte :
Juin - septembre

Partie récoltée :
Fleur

Méthode culturale :
Tous types de sol
Plein soleil
Multiplication par semis en automne ou au début du printemps. Envahissante par semis naturel.

Partie utilisée en phytothérapie :
Fleur (capitule) sèche

Propriétés et utilisations familiales :
La fleur de matricaire possède des constituants aux effets anti-inflammatoires. Ceci contribue à justifier plusieurs de ses emplois. Par voie externe, en cas de troubles cutanés (gerçures, écorchures, coup de soleil). Par voie orale, en cas d'inflammation des voies digestives et notamment de brûlures gastriques. Elle est aussi traditionnellement utilisée en cas de flatulences, éructations, ballonnements et spasmes modérés. Enfin, la matricaire s'est montrée sédative lors d'observations qui mériteraient confirmation.

Modes d'emploi :
Infusion : 5 g de fleurs par jour dans 50 cl d'eau.
Par voie orale : Boire 3 à 4 tasses par jour avant ou après les repas.
Par voie externe : Une compresse imbibée d'infusion sera appliquée sur la peau.

Le saviez-vous ?

En soin de beauté, la camomille matricaire peut être utilisée en eau de rinçage après le shampoing. Utilisée régulièrement, celle-ci donnera à vos cheveux une nuance dorée. Pour cela, plonger 100 g de fleurs dans 1 l d'eau froide. Amener à ébullition 2 à 3 minutes, puis laisser infuser 10 minutes.

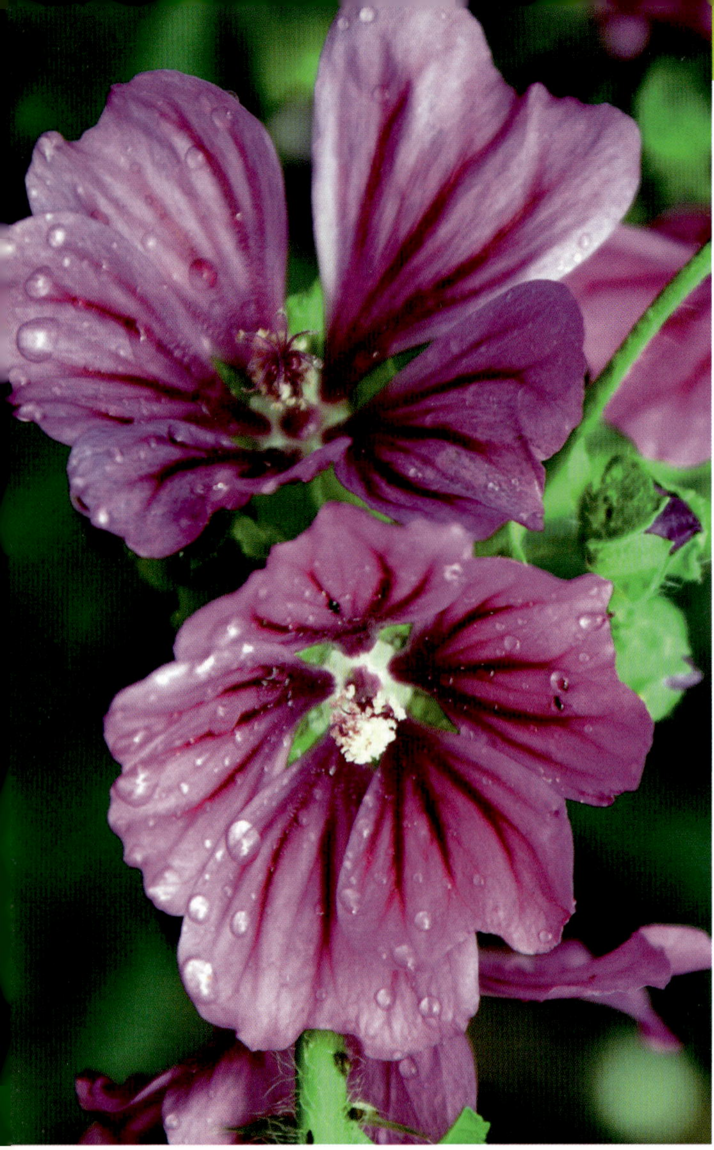

© Fotolia.

Mauve

Noms :
Mauve
Malva sylvestris L.

Famille :
Malvaceae

Description, écologie :
Plante bisannuelle ou vivace
Plante dressée ou ascendante. Feuilles palmatifides à lobes plus ou moins profonds, crénelés. Grandes fleurs roses, violacées, veinées, 2 à 3 cm de diamètre, trois à quatre fois plus long que le calice.

Origine :
Europe - Ouest Asie - Afrique du Nord

Période de floraison :
Juin - septembre

Le saviez-vous ?

La mauve symbolise la douceur, la tendresse maternelle ou encore la déclaration d'amour. Elle facilite les liens d'amitié, ouvre à la compassion et incite au partage. Certains Grecs la considéraient comme une plante symbolique en raison de l'orientation de ses fleurs vers le soleil. Ils la disaient propre à maîtriser les passions, à procurer la liberté de l'esprit et du ventre. Dans les pays celtiques, les gens répandaient, à l'occasion de la fête du printemps, des fleurs de mauve sur le seuil des maisons pour inviter la joie de vivre à y entrer.

Période de récolte :
Juin - septembre

Partie récoltée :
Fleur et feuille

Méthode culturale :
Sol assez frais
Plein soleil
Multiplication par semis en place ou en pépinière au printemps. Attention à la rouille sur le feuillage.

Partie utilisée en phytothérapie :
Fleur et feuille sèches

Propriétés et utilisations familiales :
Action émolliente et légèrement anti-inflammatoire. Au même titre que la guimauve, la mauve peut notamment être recommandée par voie orale pour protéger la muqueuse gastrique en cas de sensations de brûlures et contribuer à favoriser le transit intestinal.

Mode d'emploi :
Décoction : 6 g par de fleurs ou feuilles sèches dans 50 cl d'eau.
Par voie orale : Boire 3 tasses par jour avant ou après le repas.
Pour améliorer le goût et les effets de la mauve, on peut y ajouter dans la décoction de la racine de réglisse (2 g) et un peu de graine de lin (1 g).

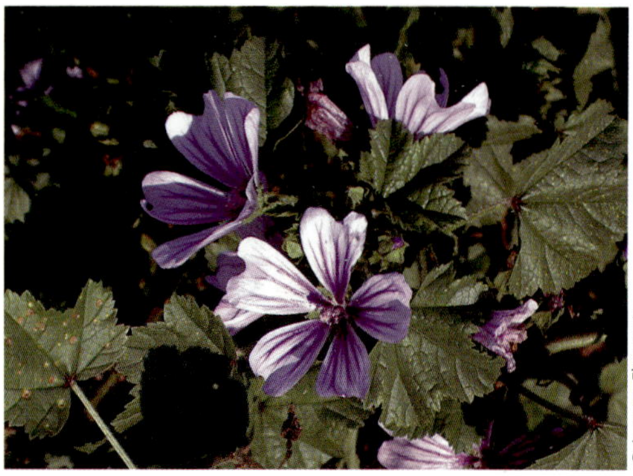

© Jacques Fleurentin.

Mélisse officinale

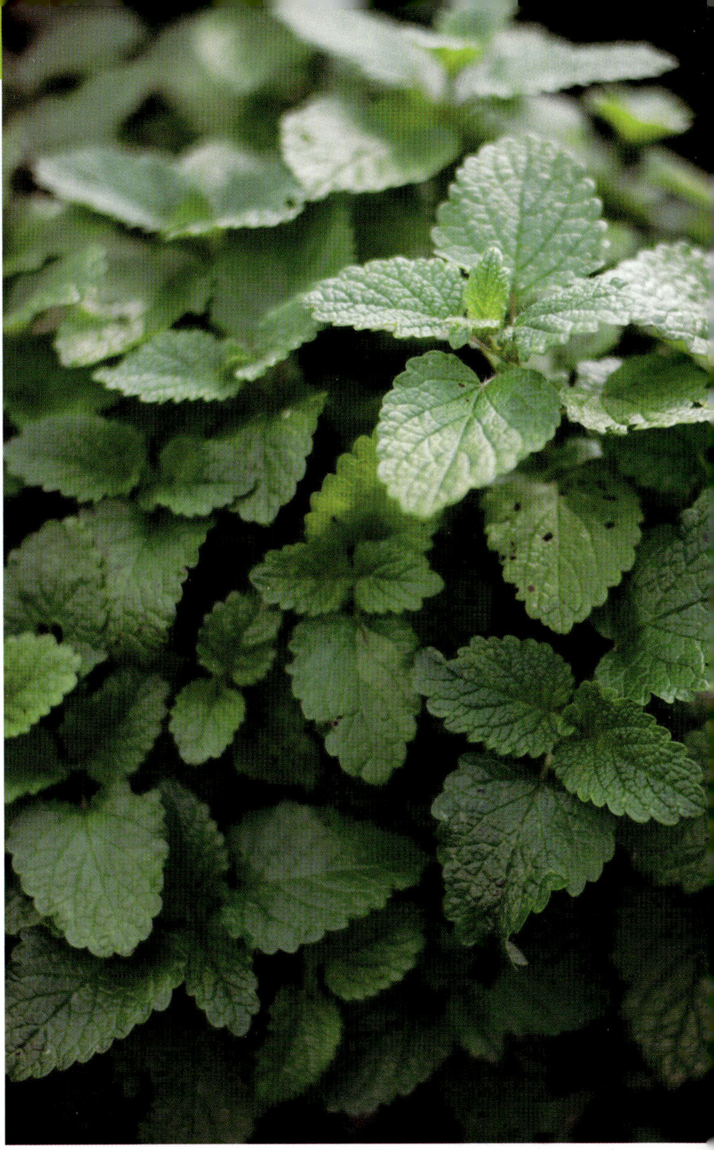

© Franck Schmitt.

Noms :
Mélisse officinale
Mélissa officinalis L.

Famille :
Lamiaceae

Description, écologie :
Plante vivace
Plante à odeur de citron. De 30 à 80 cm, à tiges dressées à section carrée. La mélisse a des petites feuilles ovales gaufrées et dentelées, opposées. Les fleurs blanches ou rosées ont une corolle longue de 12 mm, à deux lèvres. Le calice est en forme de cloche.

Origine :
Europe méditerranéenne - Sud-Ouest Asie

Période de floraison :
Juin - septembre

Période de récolte :
2 récoltes : juin et septembre

Partie récoltée :
Feuille

Méthode culturale :
Sol assez sec ou bien drainé
Plein soleil
Multiplication par semis en pépinière au printemps ou division de touffe à l'automne ou au printemps

Partie utilisée en phytothérapie :
Feuille sèche

Propriétés et utilisations familiales :
La mélisse a surtout fait l'objet de petites études réalisées avec des extraits hydro-alcooliques ou son huile essentielle qui ont porté sur son action sédative. Les résultats obtenus se sont avérés partiellement convaincants. Mais la mélisse est aussi connue de longue date pour soulager des troubles digestifs (flatulences, éructations, ballonnements, spasmes modérés).

Mode d'emploi :
Infusion : 6 g de feuilles divisées par jour dans 50 cl d'eau.
Par voie orale : Boire 3 à 4 tasses par jour notamment avant ou après les repas.

Le saviez-vous ?

Introduite en France au xe siècle par les moines bénédictins de retour d'Espagne, la mélisse était connue pour ranimer le courage, chasser les soucis et dissiper l'anxiété. Plus tard, Sainte Hildegarde écrivait à son propos : « L'on est enclin à rire lorsque l'on a mangé de la mélisse, car elle réjouit le cœur. Elle mérite donc le nom de "*consolatrice du cœur*". »
Appréciée pour son agréable parfum citronné, la mélisse entre dans la composition de plusieurs liqueurs, telle que l'eau de mélisse dont elle reste l'ingrédient principal. Sous Louis XIV, elle était la panacée de ces dames qui en avaient toujours une petite fiole sur elle pour se donner un regain de vitalité en temps voulu.

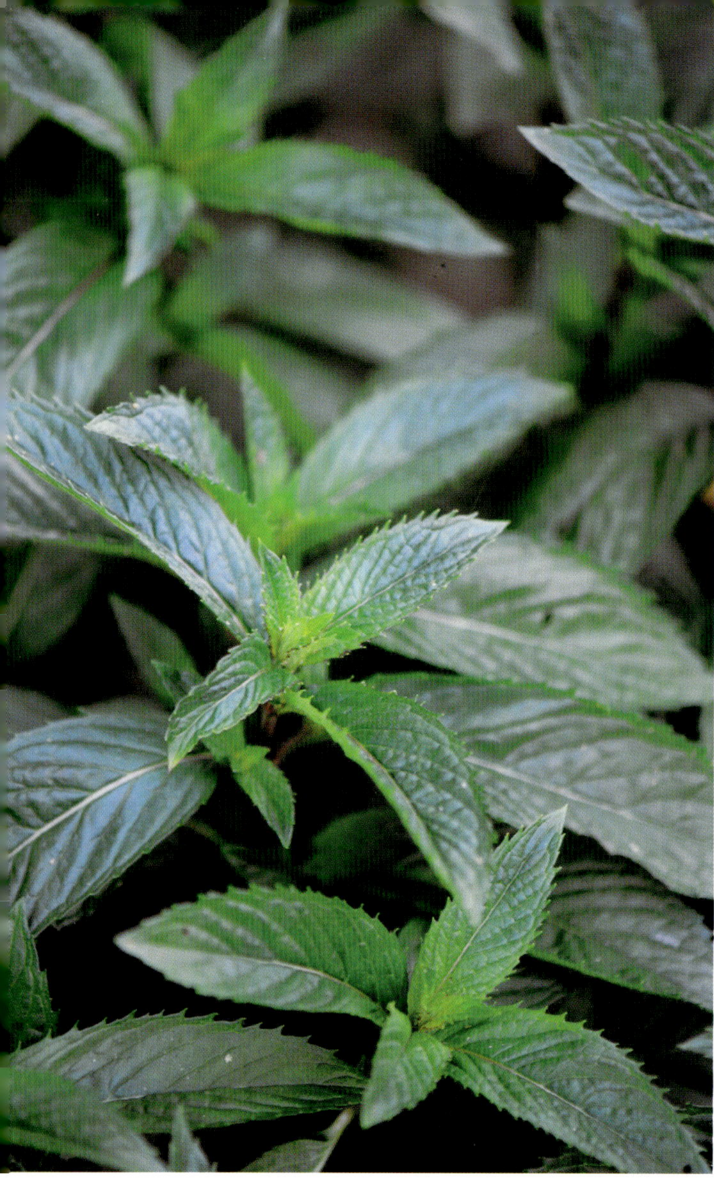

© Franck Schmitt.

Menthe poivrée

Noms :
Menthe poivrée
Mentha x piperita L.

Famille :
Lamiaceae

Description, écologie :
Plante vivace
Plante rhizomateuse qui s'accroche dans la terre ; elle se propage par stolons. Ses feuilles mesurent de 4 à 10 cm de long, elles sont ovales, vert foncé et se teignent de nuances rougeâtres au soleil et de rouge cuivré à l'ombre. Elles sont recouvertes de gros poils sécréteurs arrondis dans lesquels s'accumulent les substances volatiles odorantes. Fleurs rosées en épis terminaux.

Origine :
Europe

Période de floraison :
Juin - septembre

Période de récolte :
2 récoltes : juin et septembre

Partie récoltée :
Feuille, sommité fleurie

Méthode culturale :
Sol frais
Plein soleil
Plante stérile se multipliant par division de touffe, rhizome ou bouture au printemps

Partie utilisée en phytothérapie :
Feuille sèche

Propriétés et utilisations familiales :
Malgré un usage important, la feuille de menthe sous forme d'extrait aqueux et hydro-alcoolique a été très peu étudiée ! Pourtant, grâce en particulier à la présence de menthol, cette plante possède plusieurs vertus intéressantes. Elle excite l'appétit, facilite la digestion et soulage certains troubles digestifs (flatulences, éructations, ballonnements, spasmes modérés), mais également des troubles d'origine hépatique dont certaines formes de nausées.

Mode d'emploi :
Infusion : 7-15 g par jour de feuilles sèches dans 50 cl à 1 l d'eau.
Par voie orale : Boire 3 à 6 tasses par jour notamment avant ou après les repas.

Le saviez-vous ?

Robuste et vigoureuse, la menthe poivrée est sans doute l'hybride le plus célèbre et le plus cultivé des hybrides de menthe. Les cultures industrielles sont généralement destinées à la production d'huile essentielle qui figure, tout comme les feuilles, à la pharmacopée européenne. En France, les deux principaux bassins de production sont l'Essonne et le Maine-et-Loire.

Menthe verte

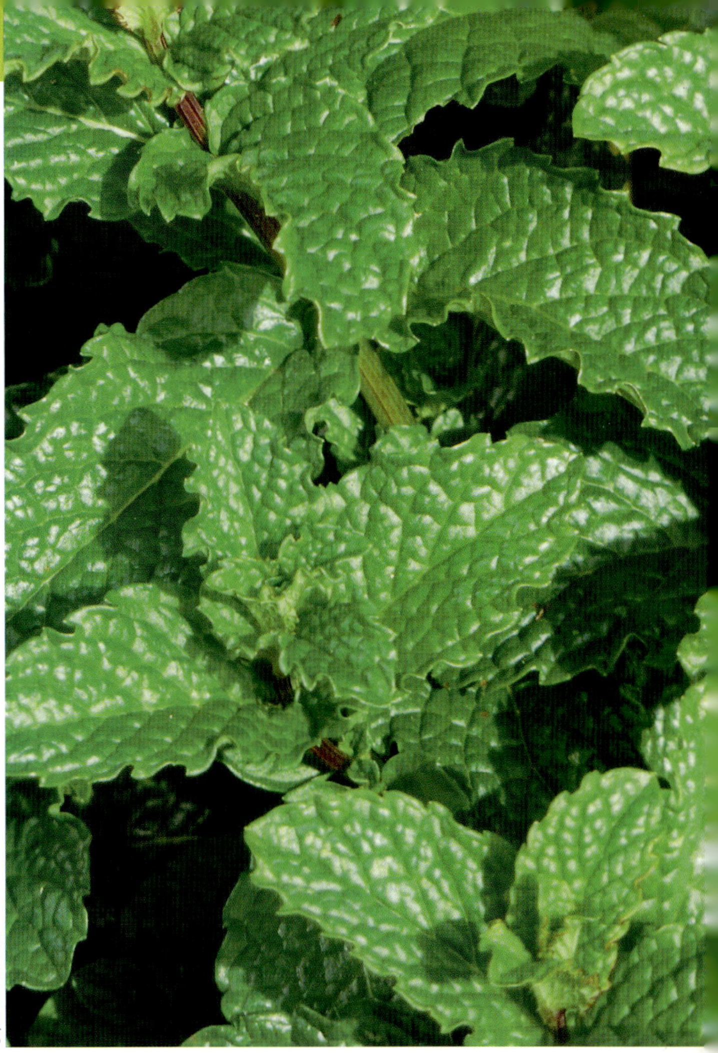

© Jardin Camifolia.

Nom :
Menthe verte
Mentha spicata L. *var. crispa* (Benth.)

Famille :
Lamiaceae

Description, écologie :
Plante vivace herbacée
Plante pouvant atteindre 60 cm de hauteur. Elle est pourvue de stolons qui assurent sa multiplication, ce qui peut la rendre envahissante. Le feuillage est habituellement vert profond mais les jeunes feuilles sont généralement plus claires. Ces feuilles entières sont lancéolées à bord denté. Les fleurs sont généralement rosées voire blanches, réunies en épi.

Origine :
Cosmopolite, régions tempérées

Période de floraison :
Juillet - août

Période de récolte :
2 coupes par an

Partie récoltée :
Feuille avant floraison

Méthode culturale :
Sol frais
Semis en pépinière en février-mars et repiquage en mai-juin sauf clones (Nana, Scotch...), par rhizomes en automne.

Partie utilisée en phytothérapie :
Feuille sèche

Propriétés et utilisations familiales :
La feuille de menthe verte excite l'appétit et soulage certains troubles digestifs (flatulences, éructations, ballonnements, spasmes modérés).

Mode d'emploi :
Infusion : 7 g par jour de feuilles sèches dans 50 cl d'eau.
Par voie orale : Boire 3 tasses par jour notamment avant ou après les repas.

Recette du sirop de menthe

Cueillir 250 g de feuilles de menthe. Les mettre dans un bocal, tasser et recouvrir de 75 cl d'eau bouillante. Fermer le bocal de façon hermétique. Laisser infuser pendant 12 heures. Filtrer à travers un tamis fin. Faire tiédir une partie de la tisane ainsi obtenue. Ajouter 900 g de sucre. Remuer jusqu'à dissolution complète en prenant garde de ne pas trop chauffer au risque de voir les essences volatiles s'évaporer. Laisser refroidir. Ajouter le restant de tisane. Répartir dans de petites bouteilles hermétiques, toutes stockées à l'abri de la lumière ou au réfrigérateur une fois entamées. Consommer rapidement après ouverture.

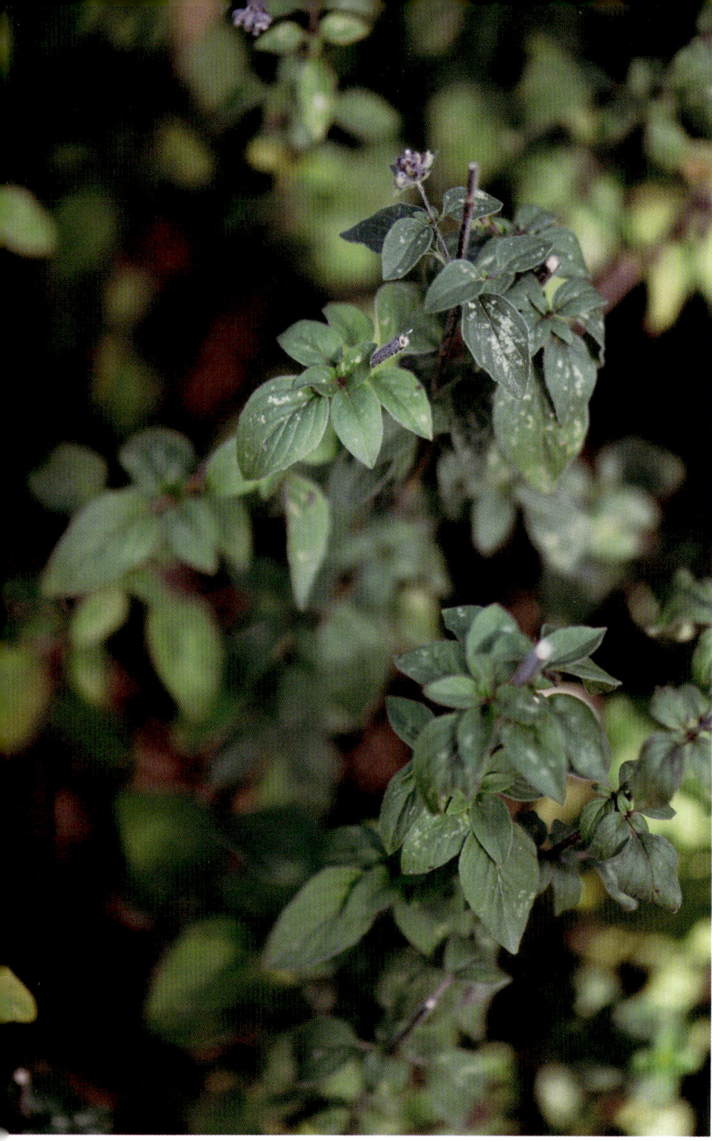

© Franck Schmitt.

Le saviez-vous ?

En France, l'origan est souvent confondu avec la marjolaine, une plante plus utilisée mais poussant dans notre pays seulement en culture.

Origan vert

Noms :
Origan vert
Origanum vulgare ssp virens (Hoff et Link) Ietswaart

Famille :
Lamiaceae

Description, écologie :
Plante vivace
Plante très aromatique, de 40 à 80 cm. Tiges ligneuses dressées souvent rougeâtres, plus ou moins velues. Feuilles opposées et pétiolées. Fleurs groupées en glomérules terminaux très compacts. L'origan présente des bractées vertes et une corolle blanche. Les quatre akènes formant le fruit sont ovoïdes et lisses.

Origine :
Cosmopolite
Régions tempérées

Période de floraison :
Juin - juillet

Période de récolte :
2 coupes par an

Partie récoltée :
Partie aérienne fleurie

Méthode culturale :
Sol sec
Lieux ensoleillés
Semis en pépinière en février-mars et repiquage en mai-juin sauf clones par boutures ou division de touffes

Partie utilisée en phytothérapie :
Sommité fleurie sèche

Propriétés et utilisations familiales :
L'origan stimule la digestion et soulage certains troubles digestifs (flatulences, éructations, ballonnements, spasmes modérés).

Mode d'emploi :
Infusion : 6 g par jour de sommités fleuries divisées dans 50 cl d'eau.
Par voie orale : Boire 2 à 3 tasses par jour après les repas.

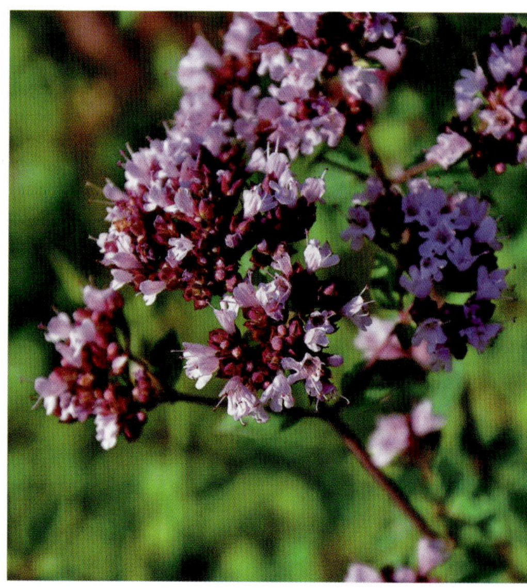

© Fotolia.

Ortie dioïque

Noms :
Ortie dioïque
Urtica dioïca L.

Famille :
Urticaceae

Description, écologie :
Plante vivace
Plante de 50 cm à 1 m, d'un vert sombre, à souche rampante. Les tiges sont robustes, dressées, simples Les feuilles sont grandes, dentées. Les fleurs dioïques mais aussi parfois monoïques, sont regroupées en grappes rameuses bien plus longues que le pétiole.
La plante entière est pourvue de poils urticants.
La grande ortie se rencontre dans lieux incultes rudéraux.

Origine :
France, presque dans toutes les régions tempérées

Période de floraison :
Juin - septembre

Période de récolte :
3 à 5 coupes entre mi-mai et octobre

Partie récoltée :
Pousses au début de la floraison sans les feuilles basses décolorées et sans tiges ligneuses, 80 % de feuilles.

Méthode culturale :
Sol humifère
Soleil à mi-ombre
Plantation par stolons à mi-avril
Faible pouvoir germinatif des graines

Partie utilisée en phytothérapie :
Feuille ou racine de préférence fraîches

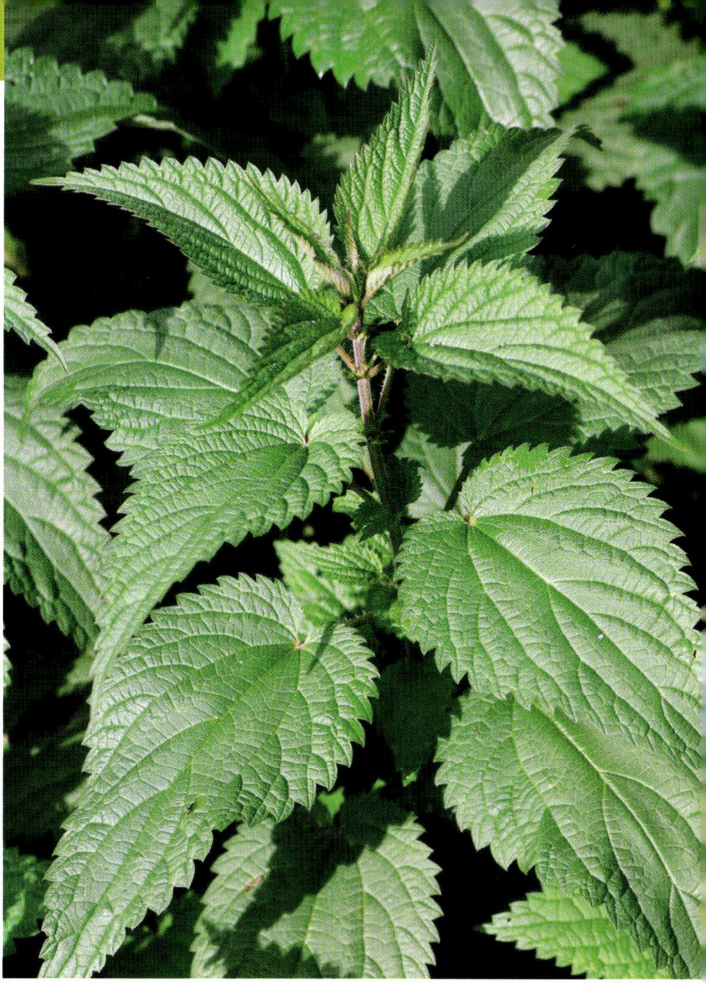
© Fotolia.

Propriétés et utilisations familiales :
La feuille d'ortie est traditionnellement employée par voie orale ou locale pour soulager des douleurs articulaires. Elle fut aussi utilisée pour traiter les peaux grasses. Quant à la racine, elle favorise l'élimination rénale de l'eau et améliore certains troubles de la miction.

Modes d'emploi :
Par voie orale : Infuser les feuilles divisées (6 g par jour) dans 50 cl d'eau. Décoction des racines : 7 g par jour de racines divisées dans 50 cl d'eau. Boire 3 tasses par jour.
Par voie locale : Une compresse imbibée d'infusion de feuilles sera appliquée sur la peau. Répéter l'application plusieurs fois par jour en cas de douleurs articulaires.

Recette de la soupe à l'ortie

Ingrédients : 400 g de têtes d'orties, 100 g de fleurs de coquelicot, 1 litre d'eau, 1 oignon, 2 cuillerées à soupe de farine, crème fraîche, croûtons aillés, parmesan râpé, sel et poivre.
Faire fondre l'oignon dans l'huile. Ajouter feuilles d'ortie et coquelicots. Laisser mijoter à couvert 5 à 7 minutes. Saupoudrer de farine et mélanger. Mouiller avec l'eau tout en continuant de mélanger. Laisser mijoter encore quelques minutes. Mixer ou passer le tout au moulin à légumes. Assaisonner et agrémenter selon votre convenance (crème fraîche, parmesan râpé, croûtons aillés...).

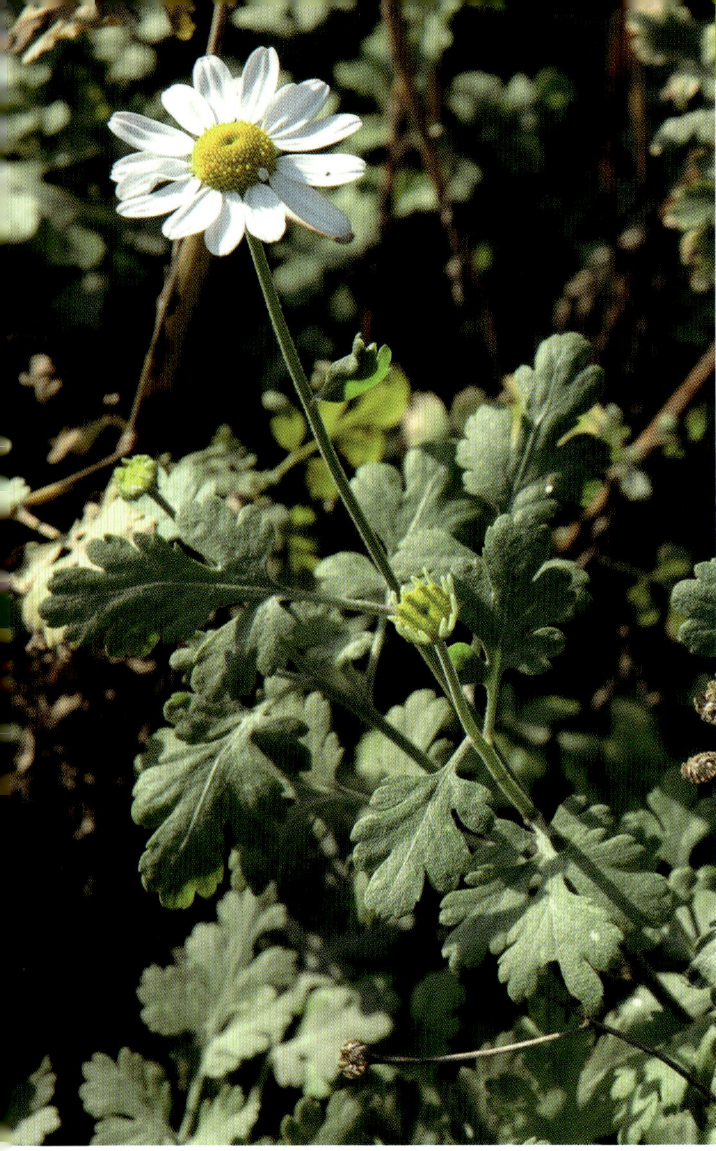

Le saviez-vous ?

Cette plante est très connue dans les Balkans sous le surnom d'herbe à la tête, tant le simple fait de respirer son odeur permet de soulager le mal de tête.

Partenelle

ou grande camomille

Noms :
Partenelle ou grande camomille ou camomille de l'Isère
Tanacetum parthenium (L.) Sch. Bip.

Famille :
Asteraceae

Description, écologie :
Plante vivace
Plante avec une tige de 30 à 70 cm, dressée, très rameuse et très feuillée. Les feuilles sont toutes pétiolées, molles, pubescentes, divisées à 3-6 paires de segments oblongs. Les capitules d'environ 2 cm de diamètre sont réunis en un corymbe feuillé.
Les pétales sont blancs.
Il existe un type à fleurs doubles.
Odeur aromatique.

Origine :
Europe méridionale

Période de floraison :
Juin - août

Période de récolte :
1 coupe par an
Juillet - août

Partie récoltée :
Partie aérienne fleurie

Méthode culturale :
Tous types de sols
Soleil
Semis en pépinière en février-mars et repiquage en mai-juin

Partie utilisée en phytothérapie :
Sommité fleurie, fraîche de préférence

Propriétés et utilisations :
Autrefois réputée en Grande-Bretagne pour faire baisser la fièvre (d'ou son nom anglais de feverfew), la partenelle est surtout commercialisée depuis 1990 en raison d'effets spasmolytiques pour prévenir certaines formes de céphalées ou bien soulager les règles douloureuses.

Mode d'emploi :
Les constituants supposés actifs de la partenelle n'étant pas solubles dans l'eau (même très chaude), l'infusion ne peut être vraiment efficace. Seules, des préparations de partenelle obtenues au moyen d'alcools forts (60 % v/v et plus) ou d'autres solvants spécifiques sont susceptibles de soulager des céphalées ou des règles douloureuses.
Il est néanmoins préférable de consulter un médecin (phytothérapeute) avant de consommer cette plante.

Pavot de Californie

ou Eschscholzia

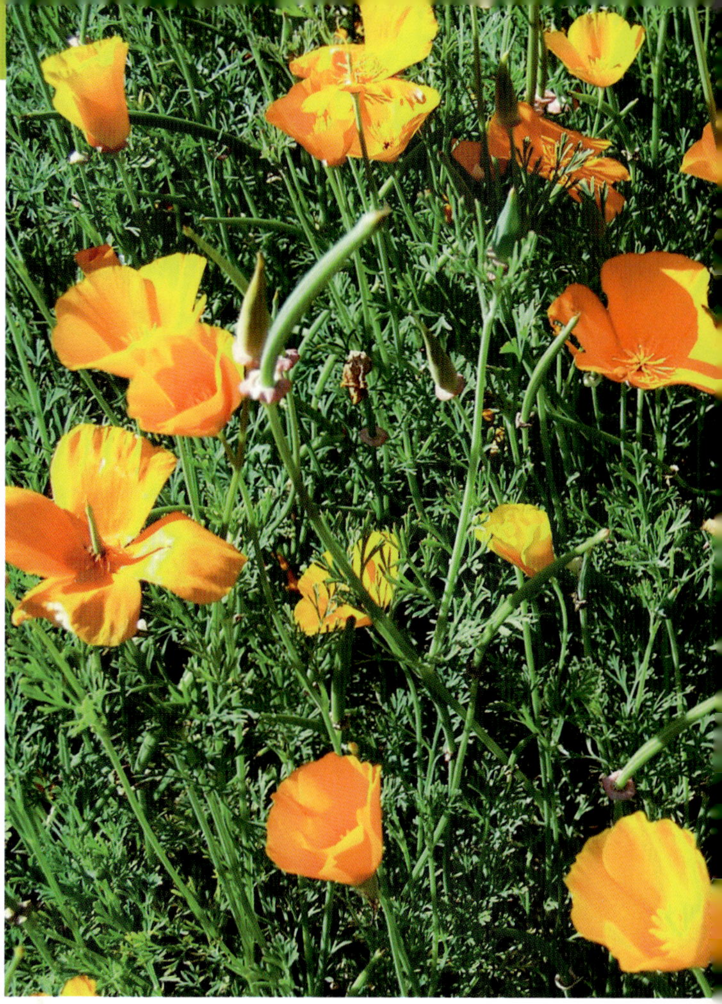

© Jardin Camifolia.

Noms :
Pavot de Californie
Eschscholzia californica Cham.

Famille :
Papaveraceae

Description, écologie :
Plante annuelle
Plante herbacée de la famille du pavot couramment cultivée dans les jardins d'ornement. La racine est pivotante. Les feuilles glauques sont radicantes, doublement divisées. La fleur rappelle celle du coquelicot. Elle se forme au sommet d'un long pédoncule. Les deux sépales recouvrant le bouton floral tombent dès l'épanouissement des pétales jaunes, jaune orangé. Le fruit est une silique.

Origine :
Côte Est des Etats-Unis. Californie

Période de floraison :
Juin - septembre

Période de récolte :
En août, en pleine floraison

Partie récoltée :
Partie aérienne fleurie

Méthode culturale :
Tous types de sol
Soleil
Semis direct en avril
Variétés horticoles utilisées

Partie utilisée en phytothérapie :
Partie aérienne sèche

Propriétés et utilisations familiales :
Cette plante est principalement utilisée en phytothérapie pour réduire la nervosité des adultes et des enfants.

Mode d'emploi :
Infusion : 6 g de parties aériennes sèches divisées par jour dans 50 cl d'eau.
Par voie orale : Boire 2 à 3 tasses par jour. Sa saveur n'étant pas bien agréable, il est conseillé d'ajouter pour préparer l'infusion des boutons floraux ou des feuilles d'oranger et du miel.

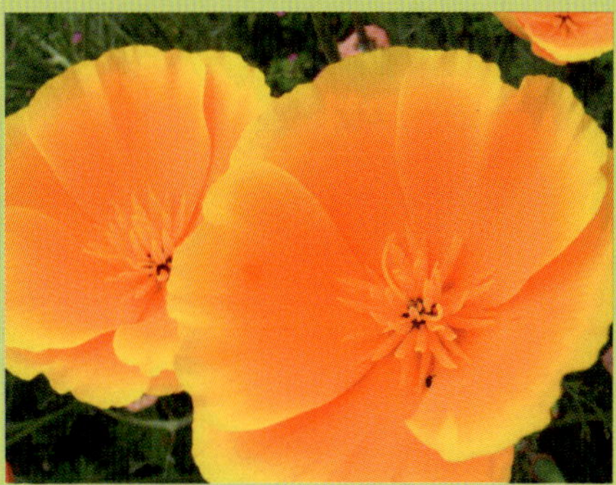

© Fotolia.

Le saviez-vous ?

Le pavot de Californie fut introduit en Angleterre par David Douglas, qui lui donna le nom d'un des membres de son équipe, le médecin et naturaliste allemand Johann Friedrich Eschscholtz (1793-1831).

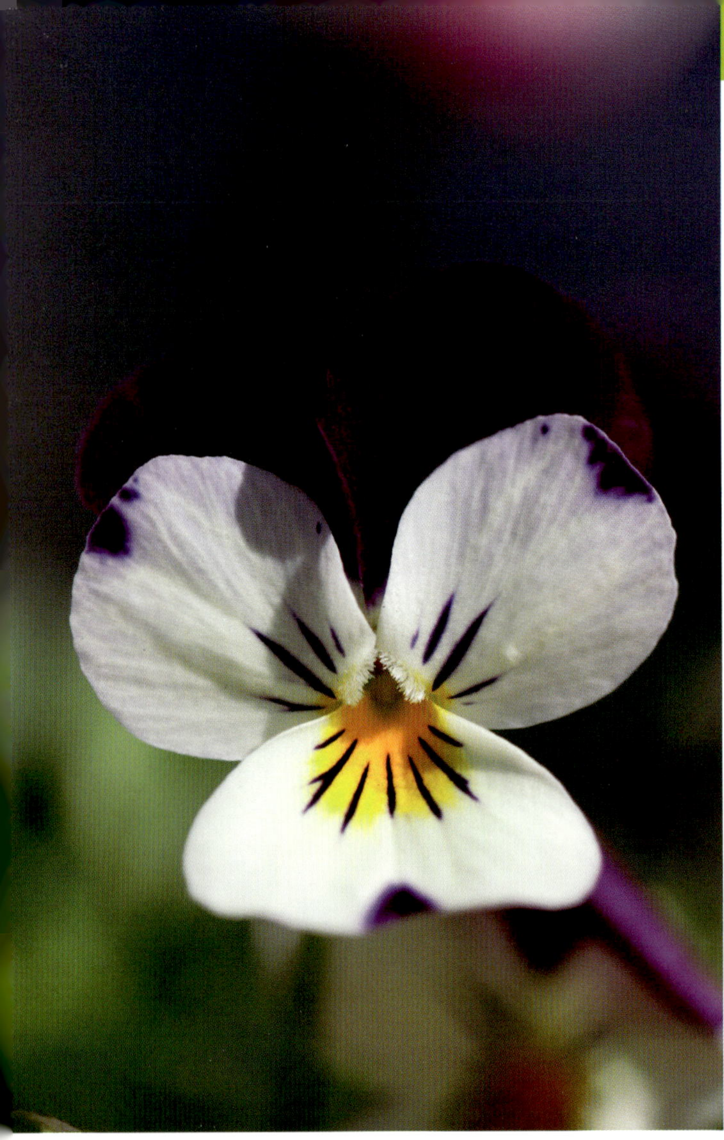

© Fotolia.

Le saviez-vous ?

Prisonnières d'un glaçon ou bien suspendues au rebord du verre par leurs tiges naturellement recroquevillées, elles donneront une touche colorée à vos cocktails ! Comestibles, ces fleurs sauront tout aussi bien égayer votre assiette tout en suscitant la curiosité de vos invités. Attention somme toute délicate lorsque l'on sait qu'elles signifient dans le langage des fleurs « Ne m'oubliez pas ».

Pensée sauvage

Noms :
Pensée sauvage
Viola tricolor L. var. *arvensis* Murro

Famille :
Violaceae

Description, écologie :
Plante annuelle, bisannuelle ou pérennante
Plante dont la tige mesure de 5 à 40 cm. Les feuilles sont ovales, oblongues ou lancéolées. De couleurs blanches, jaunes, violettes ou en mélanges, les fleurs sont munies d'un court éperon. Le fruit est une capsule. Plante extrêmement polymorphe. Adventice des cultures

Origine :
Europe - Asie occidentale et boréale - Afrique et Amérique septentrionales

Période de floraison :
Juin - septembre

Période de récolte :
Fin juin ou début août selon date du semis

Partie récoltée :
Partie aérienne fleurie

Méthode culturale :
Sol calcaire et léger
Semis direct en septembre-octobre ou en avril-mai.

Partie utilisée en phytothérapie :
Partie aérienne fleurie sèche

Propriétés et utilisations familiales :
La pensée sauvage est traditionnellement utilisée par voie orale ou externe pour le traitement de troubles cutanés tels que dermatoses, peau grasse, acné. Cependant, les effets de cette plante ne sont pas vraiment convaincants en cas d'acné.

Modes d'emploi :
Infusion : 6 g de parties aériennes fleuries sèches dans 50 cl d'eau.
Par voie orale : Boire 3 tasses par jour.
Par voie locale : Une compresse imbibée d'infusion sera appliquée sur la peau.

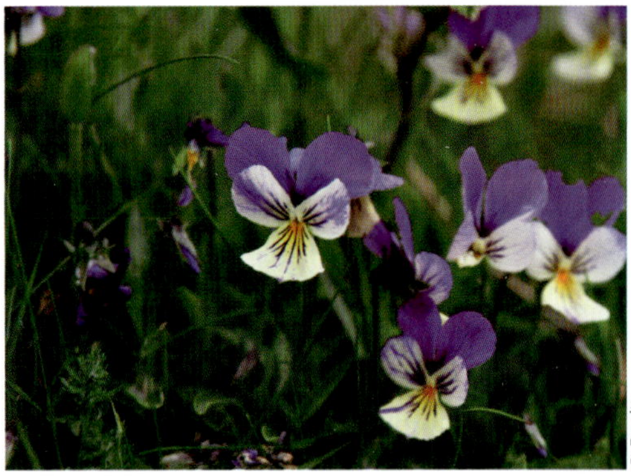

© Fotolia.

Psyllium de Provence

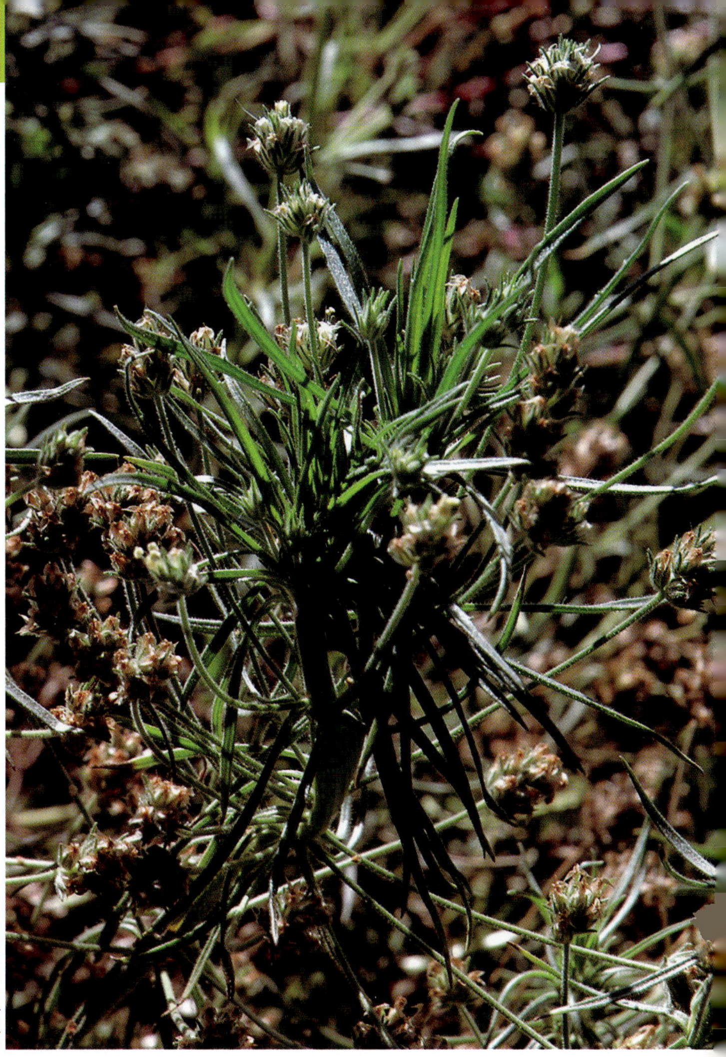

© Jacques Fleurentin.

Noms :
Psyllium de Provence
Plantago arenaria Waldst. et Kit.

Famille :
Plantaginaceae

Description, écologie :
Plante annuelle
Plante de 10 à 50 cm, velue-glanduleuse à tige herbacée, dressée, peu rameuse. Les feuilles linéaires sont opposées ou verticillées par trois. Les fleurs sont regroupées en épi au sommet de pédoncules axillaires. Le fruit est une capsule contenant deux graines oblongues et luisantes.

Origine :
Europe centrale et méridionale - Afrique du Nord

Période de floraison :
Mars - avril suivant les régions

Période de récolte :
Août - septembre, à la maturité des graines

Partie récoltée :
Graines mûres

Méthode culturale :
Soleil
De préférence sur sol léger ou sablonneux
Semis direct de mars à avril suivant les régions

Partie utilisée en phytothérapie :
Graine sèche

Propriétés et utilisations familiales :
Les graines de psyllium, riches en mucilage, sont émollientes et facilitent le transit intestinal par effet de lest. Elles sont donc indiquées en cas de constipation passagère.

Mode d'emploi :
Les graines, si possible écrasées, sont placées dans de l'eau initialement chaude (une cuillerée à soupe de graines par verre d'eau) pendant 1 ou 2 heures en agitant de temps en temps. On peut y ajouter une cuillerée à café de graines d'anis pour en améliorer le goût. Récupérer la phase liquide mucilagineuse après filtration grossière du mélange. Avaler le contenu d'un verre le matin à jeun et un autre au coucher. La préparation réalisée doit être consommée dans les 12 heures et le traitement de courte durée (quelques jours). En cas de constipation répétée ou chronique, il est nécessaire de pratiquer une alimentation plus riche en fibres (comportant légumes secs, céréales complètes, fruits pulpeux, fruits à coques...) et une activité physique.

Le saviez-vous ?

Promenez-vous dans un champ de psyllium de Provence, vous serez bientôt couvert de puces. En effet, appelée « herbe aux puces », cette plante produit des graines dont la forme rappelle celle de l'animal.

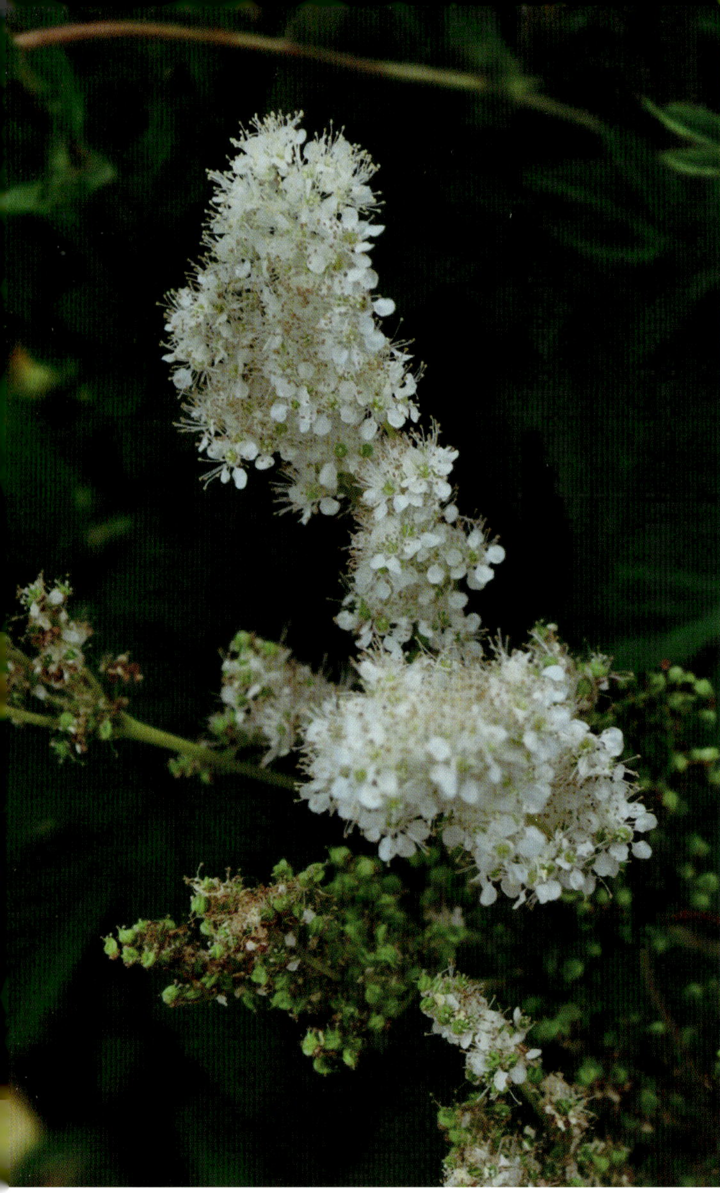

© Julien Gasté

Reine-des-prés

Noms :
Reine-des-prés
Filipendula ulmaria Moench.

Famille :
Rosaceae

Description, écologie :
Plante vivace
Plante d'environ 1 m. Les feuilles sont caractéristiques : grandes, divisées, vertes ou blancs tomenteux en dessous. Les fleurs blanches sont regroupées en corymbes très inégaux.

Le saviez-vous ?

Les fleurs de reine-des-prés sont rapidement entrées dans la pharmacopée comme remède contre la fièvre et les rhumatismes.
La reine-des-prés porte également le nom de spirée, d'où le nom « aspirine » donné au célèbre médicament, dont elle reste, avec le saule, l'ancêtre.

La reine-des-prés pousse spontanément dans les lieux humides, dans presque toute la France.

Origine :
Partout en France ; rare dans la région méditerranéenne
Europe, surtout centrale et septentrionale - Asie occidentale et boréale

Période de floraison :
Juin - août selon les régions

Période de récolte :
2 coupes par an : fin juillet - début août et fin septembre - début octobre

Partie récoltée :
Sommité fleurie ou fleurs pures obtenues par battage des sommités fleuries sèches

Méthode culturale :
Sol frais
Semis en pépinière en février mars et repiquage en mai-juin, faible pouvoir germinatif des semences.
Division de touffe.

Partie utilisée en phytothérapie :
Sommité fleurie fraîche ou sèche

Propriétés et utilisations familiales :
Cette plante médicinale, moins utilisée aujourd'hui qu'autrefois, était mise à profit pour soulager des douleurs (mal de tête, douleurs articulaires, tendinites, foulures, douleurs dentaires) et pour des effets légèrement fébrifuges en cas d'états grippaux. Mais ses constituants actifs présentent des teneurs très modestes comparées aux doses bien plus élevées en actifs de synthèse (aspirine, paracétamol) pour traiter de nos jours ces types de symptômes. Par ailleurs, la reine-des-prés faciliterait l'élimination rénale de l'eau.

Modes d'emploi :
Infusion : 5 à 8 g de sommités fleuries dans 50 cl d'eau.
Par voie orale : Boire 3 tasses par jour.
Par voie locale : Une compresse imbibée d'infusion de sommités fleuries sera appliquée sur la zone douloureuse. Elle sera renouvelée deux ou trois fois par jour.

Safran

Noms :
Safran
Crocus sativus L.

Famille :
Iridaceae

Description, écologie :
Plante vivace
Plante de 20 cm. Le crocus domestique est pourvu d'un bulbe arrondi (corme) et globuleux, enveloppé d'une tunique fibreuse. Après la période de repos en été, cinq à onze fines feuilles vertes verticales émergent du sol. La fleur apparaît d'un long tube grêle partant du bulbe. Pétales colorés, allant d'un léger lilas pastel à un mauve plus foncé et strié. À l'intérieur, trois étamines à anthères jaunes et un long style terminé par trois longs stigmates de couleur orangée et très odorants.

Origine :
Originaire de Crète, il est cultivé dans divers pays du monde (Iran, Turquie, Maroc, France, Espagne)

Période de floraison :
Mi-octobre à mi-novembre

Période de récolte :
Octobre - novembre

Partie récoltée :
Stigmates

Méthode culturale :
En sol bien drainé et bien exposé, les cormes, d'environ 4,5 cm de diamètre, sont plantés en juin-septembre. La culture peut rester en place 3 ans.

Partie utilisée en phytothérapie :
Stigmate de la fleur séchée

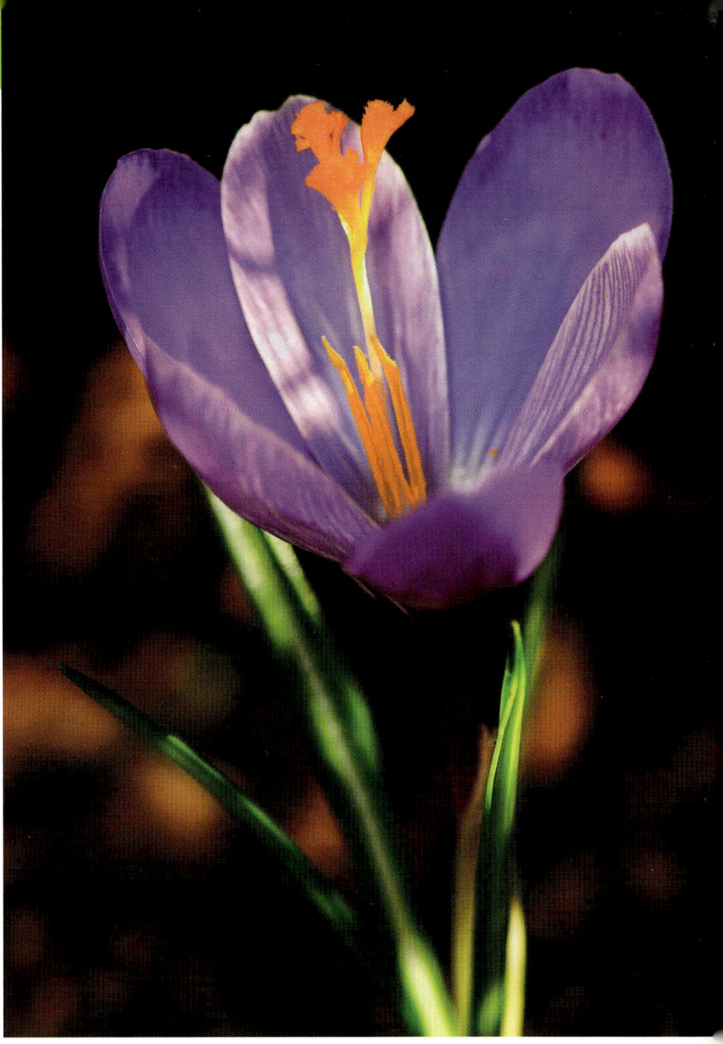

© Fotolia.

Propriétés et utilisations familiales :
Le stigmate du safran fut traditionnellement utilisé chez l'enfant, en association avec d'autres plantes sous forme de sirop, pour soulager les poussées dentaires douloureuses.

Mode d'emploi :
Si l'usage ponctuel de quelques stigmates de safran en cuisine est bien appréciable, son emploi à des fins médicinales chez l'enfant est de nos jours déconseillé car le stigmate contient un constituant toxique à haute dose sur le long terme.

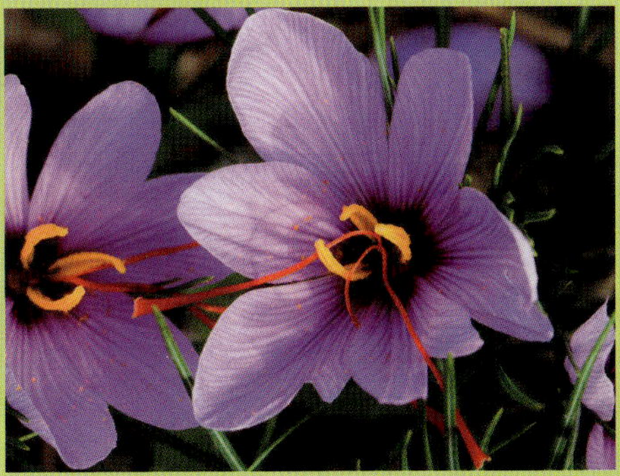

© Fotolia.

Le saviez-vous ?

Ses stigmates sont souvent utilisés en cuisine comme assaisonnement ou comme colorant. Bien que produite localement, cette épice reste coûteuse car difficilement mécanisable. Il faut pour obtenir 1 kg de safran, récolter et préparer une par une à la main entre 150 000 et 200 000 fleurs, ce qui justifie en partie un prix plus élevé que celui de la truffe ou du caviar. D'où son nom d'« or rouge ».

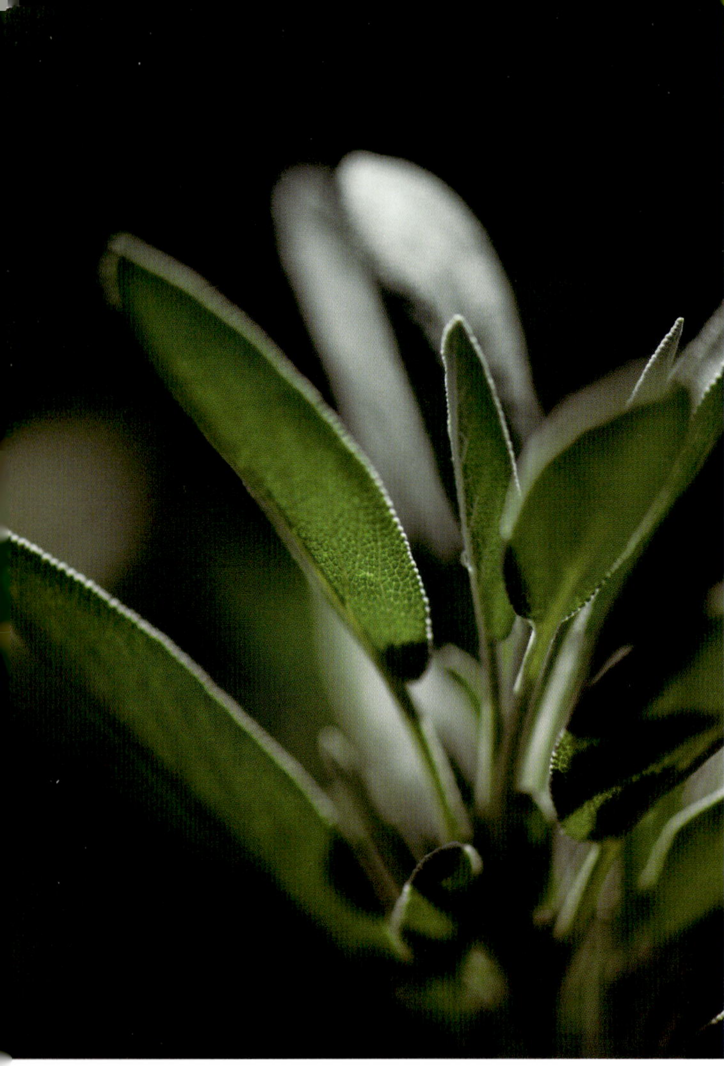

© Franck Schmitt.

Le saviez-vous ?

Le nom de « sauge » provient du terme latin *salvia*, décliné à partir du verbe *salvare*, d'où sa signification littérale « la plante qui sauve ». En effet, connue pour ses propriétés médicinales, la sauge procure santé par l'assiette, comme en témoignent certains adages : « Qui a de la sauge dans son jardin ne voit jamais le médecin ! » « Qui veut vivre à jamais, qu'il mange sauge en mai ! »

Sauge officinale

Noms :
Sauge officinale
Salvia officinalis L.

Famille :
Lamiaceae

Description, écologie :
Sous-arbrisseau
De 30-50 cm, très rameux et très aromatique. Les feuilles sont pétiolées, entières, rugueuses, finement crénelées, pubescentes-grisâtres ou vertes. Les fleurs sont regroupées en verticilles composés de trois à six fleurs formant une grappe simple. Le calice est bilabié, pubescent, la lèvre supérieure est tridentée. La corolle bleu violacé présente deux lèvres distinctes, la lèvre supérieure bien développée protégeant les deux étamines en forme de balancier et le style.

Origine :
Europe, région méditerranéenne

Période de floraison :
Mai - juin

Période de récolte :
Mai et septembre
2 coupes par an : fin avril en bouton floral et mi-septembre au stade végétatif

Partie récoltée :
Feuilles

Méthode culturale :
A réserver aux sols sains et secs
Exposition ensoleillée
Semis en pépinière en février-mars et repiquage en mai-juin sauf clones par bouturage
Semis direct

Partie utilisée en phytothérapie :
Feuille sèche

Propriétés et utilisations familiales :
La feuille de sauge est connue de longue date pour faciliter la digestion, calmer les inflammations buccales et pour des effets antisudoraux.

Modes d'emploi :
Infusion : 5 g de feuilles sèches dans 50 cl d'eau.
Par voie orale : Boire 3 tasses par jour.
Par voie locale (sur la muqueuse buccale) :
Une compresse imbibée d'infusion de feuilles sera appliquée sur la zone sensible.

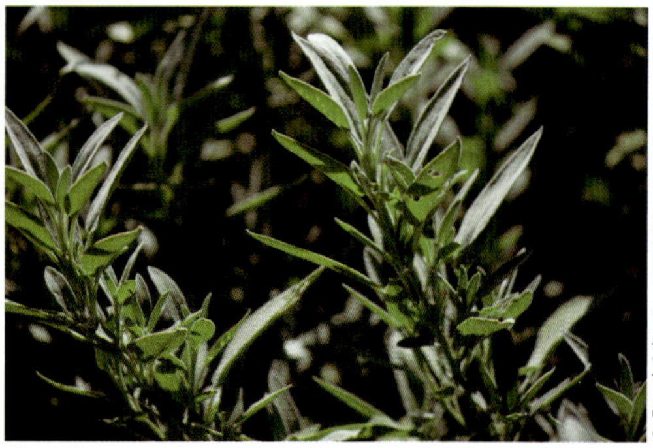

© Franck Schmitt.

Souci officinal

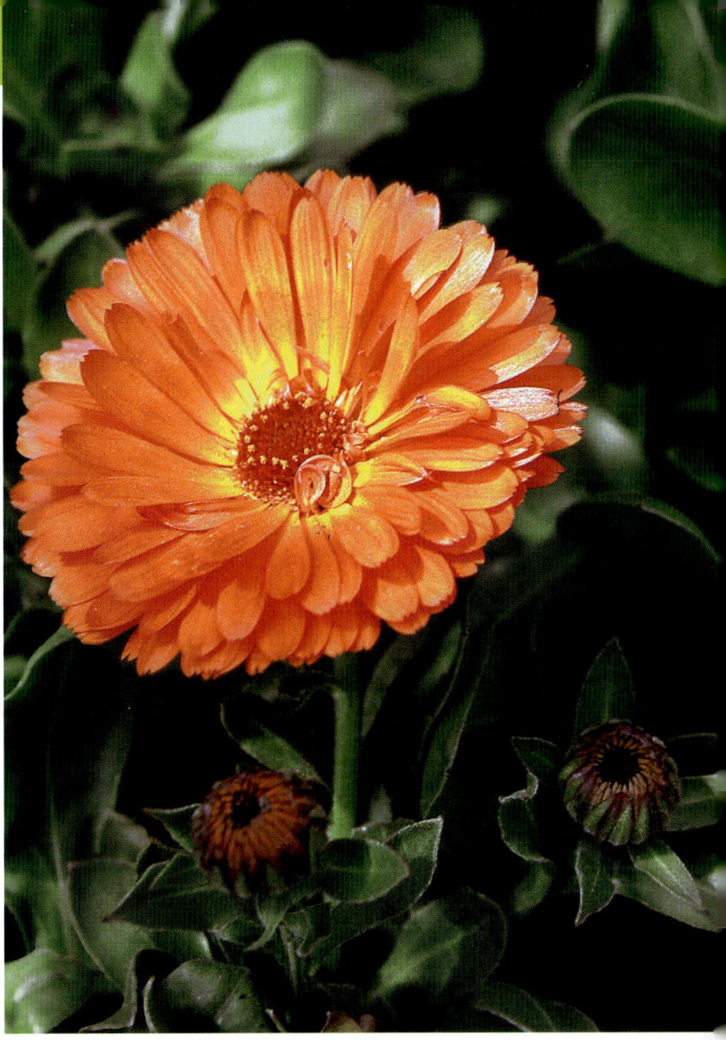

© Jean-Claude Hayon.

Noms :
Souci officinal
Calendula officinalis L.

Famille :
Asteraceae

Description, écologie :
Plante annuelle
Plante très ramifiée de 30 à 60 cm de haut. Feuilles en spatules. Grandes fleurs (capitules) de 3 à 6 cm de diamètre, oranges parfois jaunes. Fruits de trois formes : ailés, à crochets ou en forme de chenille.

Origine :
Région méditerranéenne

Période de floraison :
Juin - novembre

Période de récolte :
Juin - août

Partie récoltée :
Fleur

Méthode culturale :
Sol frais
Plein soleil
Multiplication par semis de variété horticole en place au printemps

Partie utilisée en phytothérapie :
Fleur (capitule) sèche

Propriétés et utilisations familiales :
La fleur de souci présente des propriétés bien reconnues. Plusieurs constituants qu'elle renferme sont anti-inflammatoires. D'autres sont émollients et adoucissants. Des effets cicatrisants et légèrement antiseptiques ont aussi été attribués à la fleur. Tout ceci explique son intérêt indéniable en usage externe en cas de rougeurs, gerçures, égratignures, petites plaies...

Mode d'emploi :
Pour récupérer une bonne partie des constituants de la fleur les plus intéressants à l'égard de la peau, il est conseillé de préparer une teinture ou un macérat huileux qui seront appliqués, en usage externe, au moyen d'une compresse.
Préparation de la teinture : Faire macérer 5 g de fleurs divisées dans 25 cl litre d'alcool à 60 % v/v pendant 7 jours en agitant de temps en temps. Puis filtrer et presser la fleur en fin de filtration.
Préparation du macérat huileux : Introduire 5 g de fleurs divisées dans 25 cl d'huile d'olive chaude (50-60 °C). Puis laisser macérer 15 jours en agitant de temps en temps. Filtrer ensuite, et presser la fleur en fin de filtration pour récupérer davantage de macérat.

Le saviez-vous ?

En bon naturaliste, Carl Von Linné avait observé que certaines fleurs s'ouvraient ou se fermaient à heure fixe, suivant leur propre horloge biologique. Alors qu'il était professeur à l'université d'Uppsala en Suède, il décida de planter une horloge végétale afin que les visiteurs puissent déterminer l'heure en observant les floraisons. Ainsi, chaque matin à 9 heures, les fleurs de souci s'ouvraient avec une précision digne d'un horloger. Son nom vernaculaire viendrait d'ailleurs du latin *solis cyclus*, signifiant le cercle du soleil.

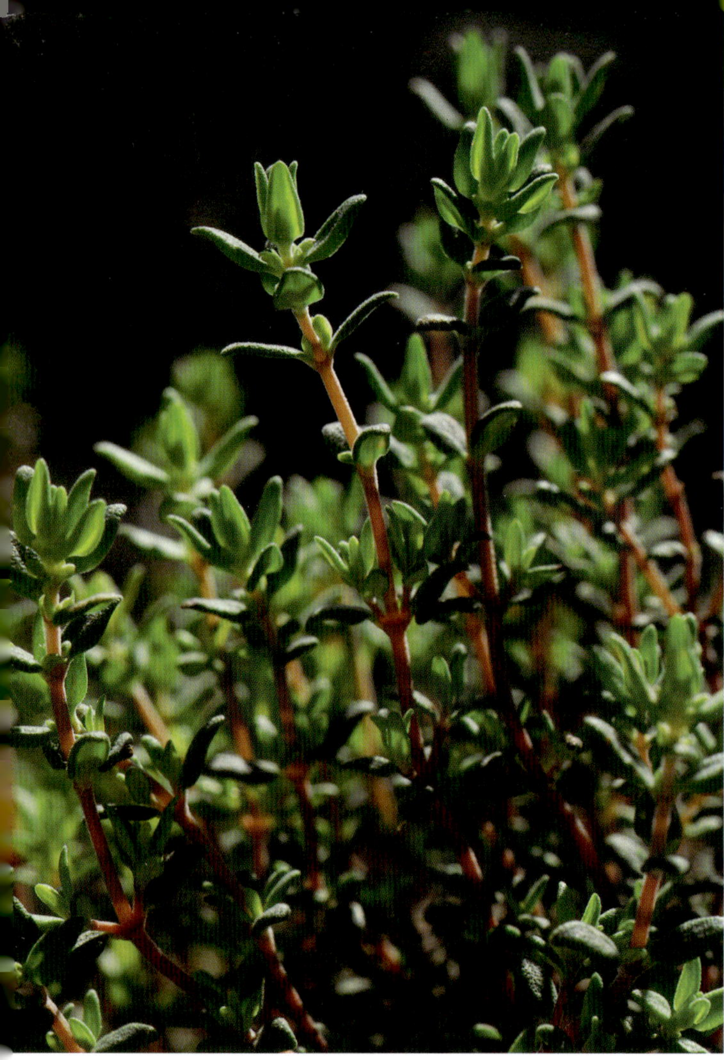

Thym de Provence

Noms :
Thym de Provence ou thym commun
Thymus vulgaris L.

Famille :
Lamiaceae

Description, écologie :
Sous-arbrisseau
Touffu et très aromatique, de 7 à 30 cm de hauteur, d'un aspect grisâtre ou vert grisâtre. Ses tiges, ligneuses à la base, herbacées supérieurement, sont presque cylindriques. Les tiges florifères ne produisent jamais de racines adventives, et sont rampantes, dressées ou redressées. Fleurs rosées ou blanchâtres réunies en têtes globuleuses ou en épis plus ou moins allongés.

Origine :
Sud Europe - Baléares - Maroc

Le saviez-vous ?

Symbole de courage, une branche de thym entourée d'abeilles virevoltantes était brodée sur l'écharpe que les demoiselles offraient à leur chevalier s'en allant batailler trop loin de leur cœur. En effet, dans le langage des fleurs, le thym est symbole de courage, d'amour durable, d'esprit de créativité, de dynamisme et de résistance physique.

Période de floraison :
Mai - juin

Période de récolte :
Printemps - avant la floraison

Partie récoltée :
Sommité fleurie, feuille

Méthode culturale :
Sol sec ou bien drainé
Soleil
Multiplication par semis en pépinière au printemps ou par bouture en septembre

Partie utilisée en phytothérapie :
Feuille sèche

Propriétés et utilisations familiales :
Traditionnellement utilisée par voie orale pour faciliter la digestion et pour soulager les toux bénignes occasionnelles.
Le thym est antiseptique (seulement légèrement sous forme d'infusé). Il peut être employé pour nettoyer de petites plaies.

Modes d'emploi :
Infusion : 4 g de feuilles sèches dans 50 cl d'eau.
Par voie orale : Boire 3 tasses par jour avec du miel pour améliorer le goût et adoucir la gorge irritée.
Par voie locale : Une compresse imbibée d'infusion de feuilles sera appliquée sur les petites plaies.

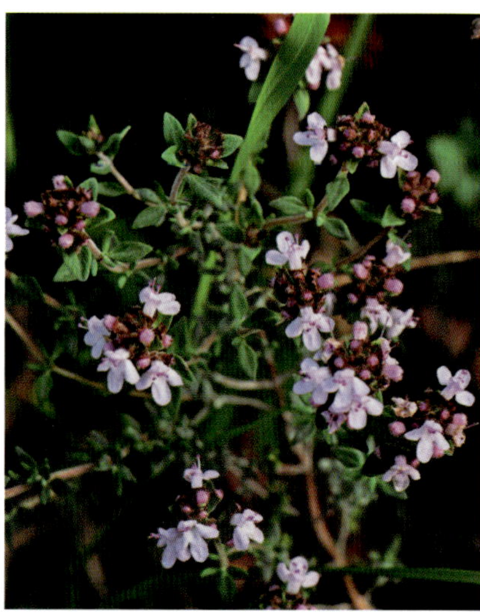

Valériane officinale

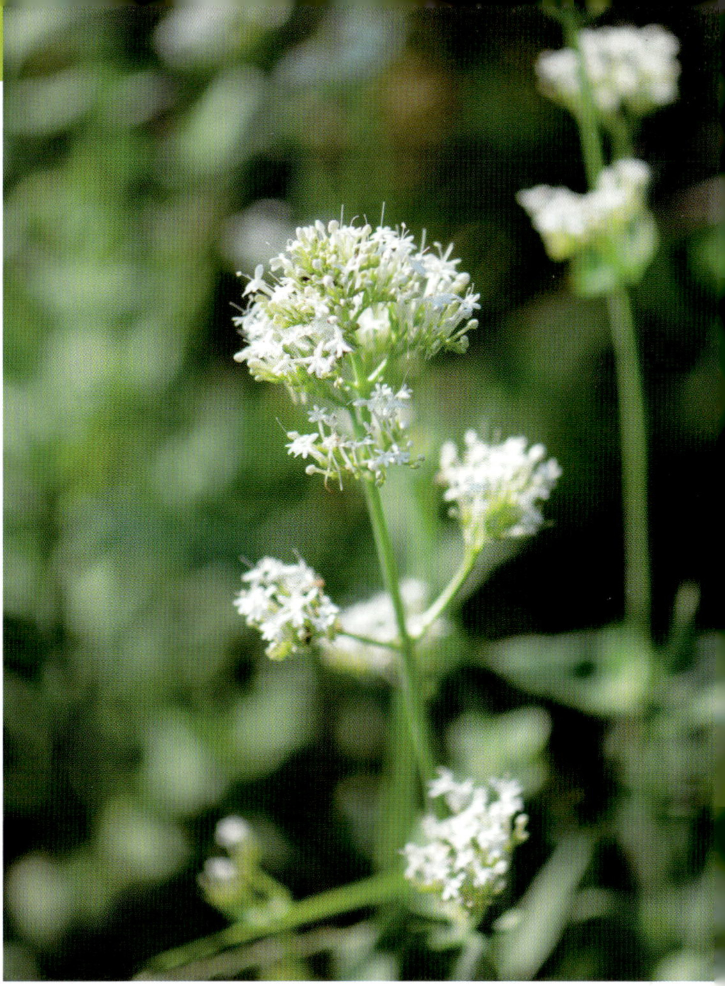
© Franck Schmitt.

Noms :
Valériane officinale
Valeriana officinalis. L

Famille :
Valerianaceae

Description, écologie :
Plante vivace
Rhizome vertical gris-jaune, recouvert de longues racines épaisses. La tige, qui peut atteindre 1,50 m, est cylindrique, creuse, cannelée, dressée, un peu rameuse au sommet. Les feuilles, opposées, sont profondément divisées. Les fleurs, irrégulières, sont petites et de couleur blanc rosé. Elles sont visibles de mai à août, groupées en corymbes à l'extrémité de la tige. Le fruit est un akène ovale, surmonté d'une aigrette plumeuse.

Origine :
Europe - Asie

Période de floraison :
Mai - juillet

Période de récolte :
Hiver

Partie récoltée :
Racine

Méthode culturale :
Sol frais à humide
Plein soleil
Semis en automne ou division de touffe au printemps

Partie utilisée en phytothérapie :
Parties souterraines (rhizome et racine) sèches

Propriétés et utilisations familiales :
La valériane est l'une des plantes médicinales les plus connues parmi celles qui sont réputées pour favoriser le sommeil. Un examen de l'ensemble des recherches menées sur cette plante semble montré que l'action de celle-ci pourrait être liée à un pouvoir sédatif de type anxiolytique plutôt qu'à un effet purement hypnotique.

Mode d'emploi :
La racine de valériane présente une odeur désagréable quel que soit son mode de préparation. De plus, elle apparaît plus active sous forme d'extrait hydro-alcoolique que sous forme d'extrait aqueux (infusion...). A la place de l'infusion (réalisée avec 1 à 3 g de parties souterraines pour 150 ml d'eau) à la saveur peu plaisante, il vaut mieux s'orienter vers des formes comprimés ou gélules (300-600 mg/jour, composés d'extrait hydro-alcoolique concentré) qui masquent un peu la saveur. A consommer une demi-heure à une heure avant le coucher.

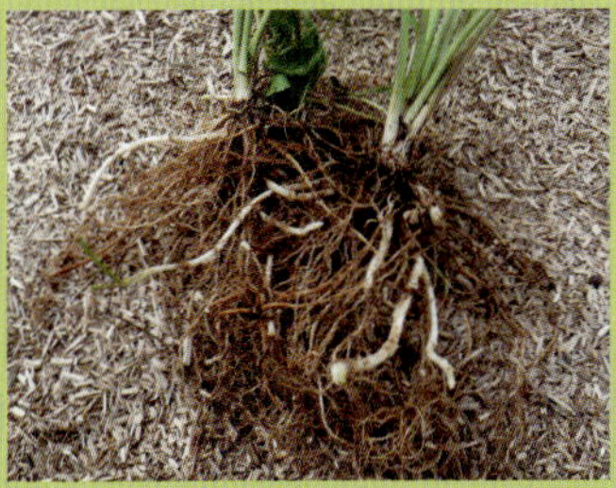
© Jardin Camifolia.

Le saviez-vous ?

Appréciée des félins, la valériane est une « herbe à chat ». Elle contient dans ses racines une substance dégageant une forte odeur d'urine de chat. Ces derniers s'y frottent et s'en délectent. En effet, calmante pour l'homme, la valériane semble produire l'effet inverse chez le chat. Elle les euphorise.

Remerciements

Merci à Didier Fontanel, docteur en pharmacie, à Philippe Gallotte, Bruno Gaudin et Paul Gicquiaud, membres de l'association des Amis du jardin, qui ont contribué à la rédaction des informations relatées dans l'ouvrage.

Bibliographie

Les plantes qui puent, qui pètent, qui piquent, Lionel Hignard et Alain Pontoppidan, édition Gulf Stream, 2008.
Les secrets des fleurs qui guérissent, Claude Gardet, édition Secalib, 1986.
Sauvages et comestibles, herbes, fleurs & petites salades, Marie-Claude Paume, édition Edisud, 2005.
Parfum de menthe, Bernard Bertrand, collection Le compagnon du végétal, vol. 9, édition de Terran, 2008.
Au pays des sauges, Bernard Bertrand, collection Le compagnon du végétal, vol. 9, édition de Terran, 2002.
Le pissenlit, l'or du pré !, Bernard Bertrand, collection Le compagnon du végétal, vol. 9, édition de Terran, 2005.
L'art de faire travailler le naturel au jardin : Ou comment travaille la nature à notre service pour moins travailler avec son physique au jardin potager et ornemental, Jean-Luc Sacquet, édition Les jardins d'Errand.
Le guide du jardinage biologique, Jean-Paul Thorez, collection Les 4 saisons du jardinage, édition Terre vivante, 2007.
Le livre des herbes, Lesley Bremness, édition Hachette, 1988.
Dictionnaire des noms des plantes, Zander, édition Ulmer, 2000.

Webographie

www.cg94.fr/dossier/12358-les-jardin-de-simples.html
www.bleuetdefrance.fr/ewb_pages/s/soutenez-nous. php
www.guide-phytosante.org/autres-soins/menthe-poivree/menthe-poivree-histoire-origine.html
www.eaudemelisse.com/index.html
www.ars-grin.gov
www.tela-botanica.org

Table des matières

Éditeur : Gaëlle Guilmard - Coordination éditoriale : Solenne Lambert
Mise en pages : Studio des Éditions Ouest-France - Photogravure : graph&ti, Cesson-Sévigné (35)
Impression : Imprimerie Pollina, Luçon (85)

ISBN 978-2-7373-5342-0
N° d'éditeur : 6446.01.4,5.03.11 - Dépôt légal : mars 2011 - Imprimé en France - L56545
www.editionsouestfrance.fr